1/2日分がとれる！

カルシウム

おかず

JN082008

骨の一生は、女性の生き方を左右します

いつまでも背筋を伸ばして颯爽と歩きたい！そんな願いをかなえるために欠かせないのは、体を支えるじょうぶな骨です。

30　　20　　10　　0

骨 じょうぶ ポイント

アップできるのは10歳代まで！

カルシウムの吸収がよく、骨量が増えるゴールデンエイジ。バランスのよい食事に加えて運動を行なうと、骨量がぐんと高まり、将来の骨粗鬆症予防にもつながります。過度なダイエットはNGです。

18歳ごろに骨量のピークを迎える

骨量のピークが低い人にはこんな特徴が…
×過度なダイエットをする
×朝食を抜くことが多い
×青背の魚をあまり食べない
×運動の習慣がない
×日光にあまり当たらない

思春期

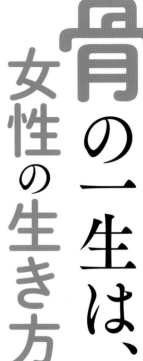

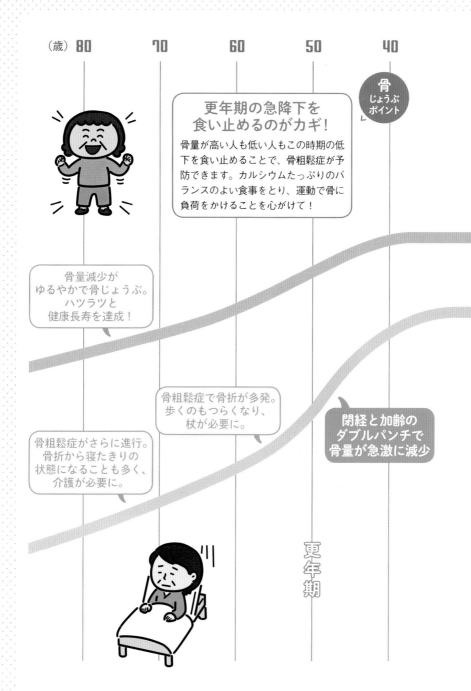

（歳） **80**　　　**70**　　　**60**　　　**50**　　　**40**

骨
じょうぶ
ポイント

**更年期の急降下を
食い止めるのがカギ！**

骨量が高い人も低い人もこの時期の低
下を食い止めることで、骨粗鬆症が予
防できます。カルシウムたっぷりのバ
ランスのよい食事をとり、運動で骨に
負荷をかけることを心がけて！

骨量減少が
ゆるやかで骨じょうぶ。
ハツラツと
健康長寿を達成！

骨粗鬆症で骨折が多発。
歩くのもつらくなり、
杖が必要に。

**閉経と加齢の
ダブルパンチで
骨量が急激に減少**

骨粗鬆症がさらに進行。
骨折から寝たきりの
状態になることも多く、
介護が必要に。

更年期

参考文献：清野佳紀ら 薬の知識Vol43　No10.6.1992 を参考に作成

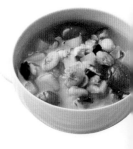

PART 2
"カルシウムアイテム
使いこなし術！"

素材別カルシウムおかず

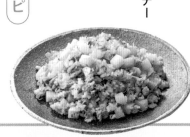

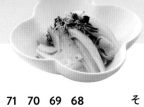

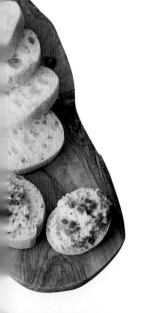

PART 4
"今夜はこれに決まり!"

カルシウムたっぷり献立

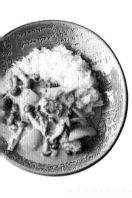

PICK OUT

骨を作るには

∨

カルシウムのほかに、あと４つのピースが必要

骨はカルシウムだけでできているわけではありません。たんぱく質の線維に、カルシウムやリンなどのミネラルがついてできていて、さらにカルシウムの働きをサポートするビタミンDやビタミンKなども必要です。

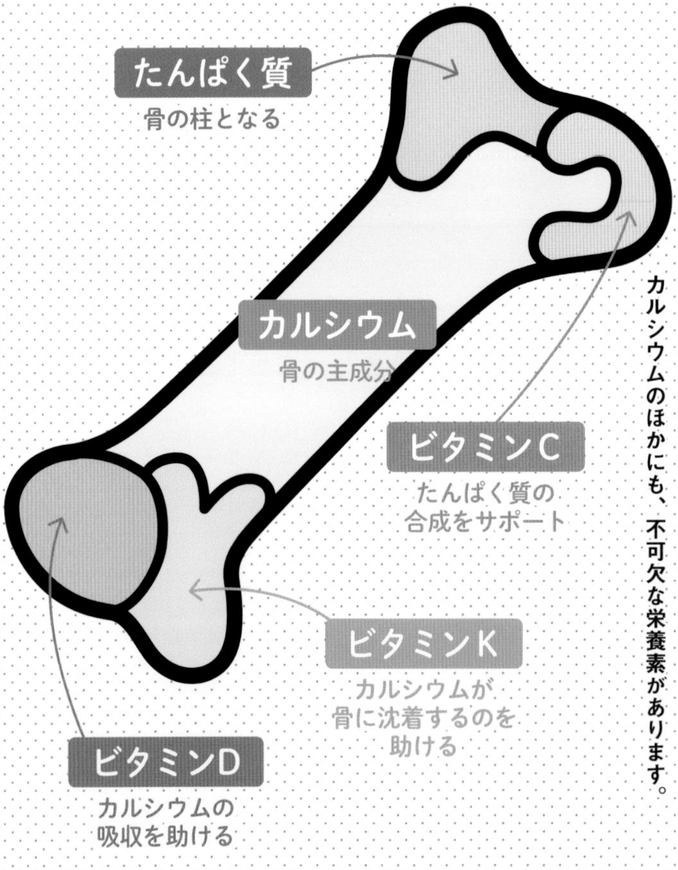

"骨パズル"を完成させよう！

骨を作る栄養素といえば、カルシウム。でも、それだけではダメなのです。カルシウムのほかにも、不可欠な栄養素があります。

たんぱく質
骨の柱となる

カルシウム
骨の主成分

ビタミンC
たんぱく質の
合成をサポート

ビタミンK
カルシウムが
骨に沈着するのを
助ける

ビタミンD
カルシウムの
吸収を助ける

骨は、みんなの協力でできている

骨を鉄筋コンクリートの建物にたとえると、鉄筋にあたるのがたんぱく質、
セメントにあたるのがカルシウムなどのミネラルです。
そのほかに、カルシウムの吸収を助けるビタミンD、
カルシウムが骨に沈着するのを助けるビタミンK、
たんぱく質の合成を促すビタミンCなど、いろいろな栄養素の協力が必要です。

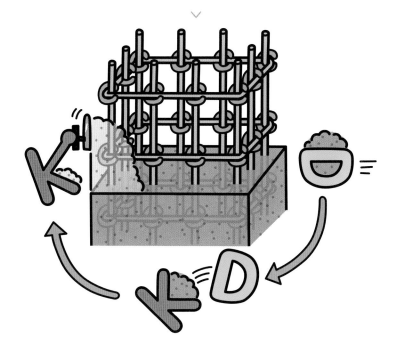

弱い骨　と　強い骨

骨の強さは
「骨量」と「骨質」で
決まります。

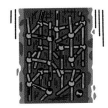

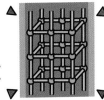

「骨量」：骨の中のカルシウムなどミネラルの量。
　　　　 2〜3歳のラインのように変化します。

「骨質」：骨の構造のしなやかさ。

攻略図 （カルシウム素材カタログ）

### ヨーグルト **発酵食品で カルシウムの吸収がよい** プレーンヨーグルト　100 g カルシウム **120**mg	### 牛乳 **最も手軽な カルシウム源** 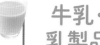 牛乳1杯(200mL) カルシウム **227**mg	### 牛乳・ 乳製品
### 骨ごと 料理しやすい魚 (イワシ／アジ／サンマ／メヒカリ) **骨も頭も食べればカルシウム パワーもさらにアップ！** 小アジ　100 g カルシウム **780**mg	### 骨ごと食べる魚 (ししゃも／煮干し／ ちりめんじゃこ) **小さな魚は カルシウムの宝庫** シシャモ　3尾(50 g) カルシウム **165**mg	### 魚
### 豆腐・厚揚げ 油揚げ **世界に誇る健康食品は カルシウム源の優等生** もめん豆腐　½丁(150 g) カルシウム **140**mg	### 大豆 **たんぱく質も食物繊維も 豊富で低脂肪** ゆで大豆　50 g カルシウム **40**mg	### 大豆・ 大豆製品
### 干しエビ **100 gあたりの カルシウム量№1食品** 干しエビ　5尾(3g) カルシウム **213**mg	### 切り干し大根 **ビタミン・ ミネラルが豊富** 切り干し大根　乾20 g カルシウム **100**mg	### 乾物
### 小松菜　青梗菜^{ちんげんさい}　ほうれん草 水菜　菜の花　モロヘイヤ **青菜類はカルシウム、ミネラル、ビタミンが豊富** 小松菜　70 g　 カルシウム **119**mg		### 青菜

カルシウム

Left column nutrient labels (vertical, right to left): たんぱく質 / ビタミンD / ビタミンK / ビタミンC

チーズ

牛乳の栄養が凝縮して少量で高カルシウム

スライスチーズ　1枚　カルシウム **113**mg
カッテージチーズ　50g　カルシウム **28**mg
ピザ用チーズ　20g　カルシウム **240**mg

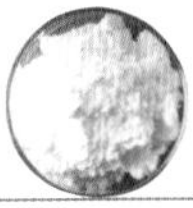

（たんぱく質 ★）

缶詰め

（サバ缶／サケ缶／サンマ缶）

骨までやわらかく手軽に使える

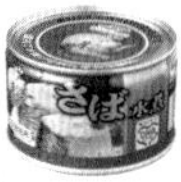

サバ水煮缶　1/2缶（90g）　カルシウム **234**mg
サケ中骨水煮缶　1/2缶（90g）　カルシウム **720**mg
サンマかば焼き缶　1/2缶（50g）　カルシウム **125**mg

（ビタミンD ★、たんぱく質 ★）

納豆

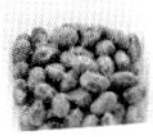

カルシウム、たんぱく質、ビタミンKが同時にとれる

納豆　1パック（40g）
カルシウム **36**mg

（納豆 ★、たんぱく質 ★）

凍り豆腐

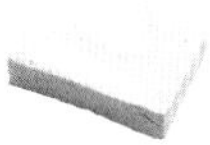

保存性の高いカルシウム源

凍り豆腐
1枚（乾15g）
カルシウム **95**mg

ごま

小粒で高カルシウム

いりごま
小さじ1（3g）
カルシウム **36**mg

ひじき・刻みこんぶ

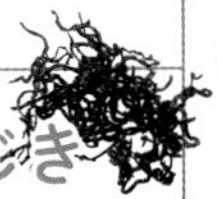

ミネラルを蓄える海藻

ひじき　乾5g
カルシウム **50**mg

（ビタミンC ★、ビタミンK ★）

攻略法

カルシウムは、「牛乳・乳製品」、「魚」、「大豆・大豆製品」、「乾物」、「青菜」に多く含まれます。効果的な食べ方は、カルシウムといっしょに、**たんぱく質** **ビタミンD** **ビタミンK** **ビタミンC** をいっしょにとること。ここに載っている食材を使えば、これらの栄養素を同時にとることができます。

朝食を食べない
ことが多い

骨量のピークが低い人（2ジ゙ー）には、朝食を食べない傾向が。まずは牛乳1杯から始めてみませんか？　手軽なのに栄養素充実の"おかずトースト"もおすすめです。

∨
36ページ
∨

牛乳コップ1杯で、
1/3日分のカルシウム！

∨
52ページ
∨

朝食は"おかずトースト"でカルシウム！

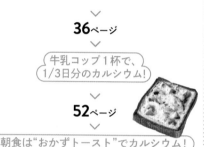

こんな人
におすすめ

この本は、始めから順に見ても、気になるページから開いても。カルシウムたっぷりの食卓へご案内します。

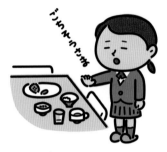

10歳代のころ
ダイエットを
していた

思春期は人生でいちばん骨量が増える時期。このとき過度なダイエットをしていた人は、骨に必要な栄養素が不足して、骨量のピークが低くなっている可能性があります。ぜひ、この本のレシピをご活用ください！

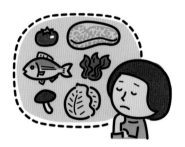

毎日の献立に
悩む…

「今日のごはん、なににしよう…」。迷ったら気軽にページをパラパラめくってみてください。カルシウムたっぷりのおかずになりますよ。

やせている

やせている人ほど骨密度が低い傾向があります。体重が少ないと、骨への刺激が弱くなるためです。骨のためには運動も必要ですが、食事のサポートはこの本におまかせください。

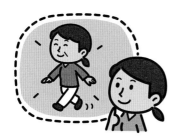

アクティブ
エイジングを
目指したい

女性は閉経を迎えると、それまで骨を守ってくれていた女性ホルモンの分泌が激減して、骨量も減少してしまいます。これから大事なことは、今の骨量をキープして、減らさないこと。コレステロールが気になる年代にもうれしい、低脂肪の乳製品を使ったレシピもあります。

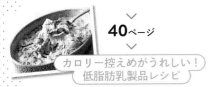

40ページ

カロリー控えめがうれしい！
低脂肪乳製品レシピ

糖尿病の人

糖尿病の人は骨が弱く、骨折が多いといわれます。骨量が正常でも、骨の質が低下している可能性も。バランスのよい食事を心がけましょう。また、骨粗鬆症（こつそしょうしょう）は動脈硬化ともかかわりがあり、骨粗鬆症を予防する食事は、動脈硬化の予防にも！

牛乳が苦手

カルシウムをとるのに牛乳がいいのはわかっているけど、どうしても苦手。でもだいじょうぶ。カルシウムが豊富で骨にいい栄養素は牛乳以外にもたくさんあります！　なにを食べればいいか一目でわかる「カルシウム攻略図」をご覧ください。

10ページ

カルシウム攻略図

39ページ

素材別カルシウムおかず

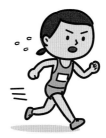

スポーツの
ケガを防ぎたい

食べることもトレーニングの一つ。1食で1/2日分のカルシウムがとれる料理なら、効率よく栄養がとれます。

15ページ

1/2日分のカルシウムがとれるおかず

この本のレシピについて

おすすめできるのは、カルシウムだけじゃないんです!

本書のレシピは月刊誌『栄養と料理』から厳選したものです。
小誌では、掲載料理すべての栄養価を計算してチェックを行ない、
特に食塩相当量は、1食あたり2〜3gとなるよう配慮しています。

カロリーも塩分も安心!

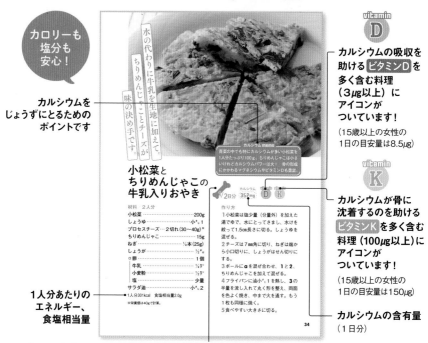

水の代わりに牛乳を生地に加えて
ちりめんじゃことチーズが
味の決め手です。

カルシウムをじょうずにとるためのポイントです

小松菜とちりめんじゃこの牛乳入りおやき

材料 2人分

小松菜	200g
しょうゆ	小さ₁ 1
プロセスチーズ…2切れ(30〜40g)*	
ちりめんじゃこ	15g
ねぎ	¼本(25g)
しょうが	½かけ
ロ卵	1個
牛乳	¼カップ
小麦粉	⅓カップ
塩	少量
サラダ油	小さ₁ 2

1人分301kcal 食塩相当量2.0g
※栄養価は40gで計算。

作り方

1 小松菜は塩少量(分量外)を加えた湯でゆで、水にとってさまし、水けを絞って1.5cm長さに切る。しょうゆを混ぜる。

2 チーズは7mm角に切り、ねぎは端から小口切りに、しょうがはせん切りにする。

3 ボールにαを混ぜ合わせ、1と2、ちりめんじゃこを加えて混ぜる。

4 フライパンに油小₁1を熱し、3の半量を流し入れて丸く形を整え、両面を色よく焼き、中まで火を通す。もう1枚も同様に焼く。

5 食べやすい大きさに切る。

カルシウムmemo
青菜の中でも特にカルシウムが多い小松菜を1人分たっぷり100g。ちりめんじゃこは小さいけれどカルシウムパワーは大! 骨の形成にかかわるマグネシウムやビタミンDも豊富。

カルシウム 352mg

34

1人分あたりのエネルギー、食塩相当量

カルシウムの吸収を助ける ビタミンD を多く含む料理(3μg以上)にアイコンがついています!
(15歳以上の女性の1日の目安量は8.5μg)

カルシウムが骨に沈着するのを助ける ビタミンK を多く含む料理(100μg以上)にアイコンがついています!
(15歳以上の女性の1日の目安量は150μg)

カルシウムの含有量(1日分)

「1日分」、「1/2日分」、「1/3日分」のカルシウムを含む料理にアイコンがついています!

1日分のカルシウムを含む料理
(650mg以上)

1/2日分のカルシウムを含む料理
(330mg以上)

1/3日分のカルシウムを含む料理
(220mg以上)

・それぞれの数値は、1日にとりたいカルシウム:「日本人の食事摂取基準2020年版」(厚生労働省)の15〜74歳の女性の推奨量(650mg/日)を基準としました。

- 1カップ=200mL、大さじ1=15mL、小さじ1=5mLです。
- 塩は小さじ1=5gのものを使用しました。
- 食品の重量は特に記載のない場合は、すべて正味重量です。
  正味重量とは、皮、骨、殻、芯、種など、食べない部分を除いた、実際に口に入る重量のことです。
- だしは特に記載のない限り、こんぶとカツオでとった和風だしを使用しています。
  市販のだしのもとを使用する場合は、パッケージの表示通りにうすめてお使いください。
- 電子レンジは600Wのものを使用しました。加熱時間は目安です。お使いの機種に合わせて加減してください。

"量で勝負!"

1/2日分の カルシウムが とれるおかず

330mg

アイコンに注目!

1日分の
カルシウムが
とれる!

1日分

1/2日分の
カルシウムが
とれる!

1/2日分

いっしょにとれる!

vitamin
D

いっしょにとれる!

vitamin
K

1人分で
これだけとれる!

カルシウム
○mg

**アイコンの説明は
14ジ～にあります**

カルシウムを多く含む食材をおさえておけば、
1日にとりたいカルシウム(14ジ参照)の半分を
1食でクリアするのもむずかしいことではありません!

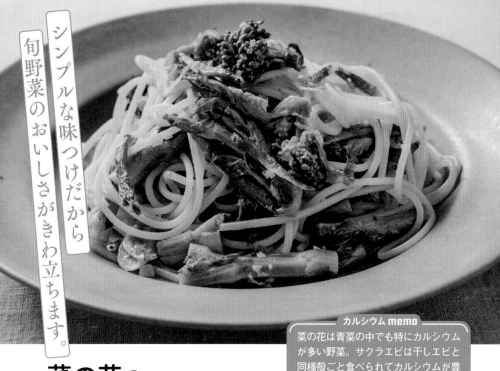

シンプルな味つけだから
旬野菜のおいしさがきわ立ちます。

カルシウム memo
菜の花は青菜の中でも特にカルシウムが多い野菜。サクラエビは干しエビと同様殻ごと食べられてカルシウムが豊富。

菜の花の
ペペロンチーノ
スパゲティ

 1/2日分　カルシウム 351mg　vitamin K

材料／2人分

ゆで菜の花(★)	200g
スパゲティ	乾140g
サクラエビ	乾20g
オリーブ油	大さじ2
にんにく(みじん切り)	1かけ
赤とうがらし(半分に切る)	1本
塩	少量

1人分441kcal　食塩相当量1.8g

★ゆで菜の花

1Lの熱湯に塩小さじ2を入れ、菜の花(400g)を¼量ずつ入れて30〜40秒ゆでる。ざるにあげて広げてさまし、保存容器に入れて冷蔵保存する。

保存の目安　冷蔵で3〜4日

作り方

1 1.5Lの熱湯に塩大さじ1(分量外)を入れ、スパゲティを表示時間より1分短くゆでてざるにあげる(ゆで汁はとっておく)。

2 ゆで菜の花は長さを3等分に切る。

3 フライパンに油とにんにくを入れて弱火にかけ、香りが立ったらとうがらしを加えていためる。

4 サクラエビと2を加えていため合わせ、1を加えてあえ、塩で味をととのえる(味がなじみにくいときは、ゆで汁を¼カップほど加える)。

鶏肉と干ししいたけの ミルクスパゲティ

1/2日分

カルシウム **393mg**

材料／2人分

牛乳	3ヵ'ッ'
干ししいたけ	4枚
a 鶏ひき肉	100g
顆粒鶏がらだし	小'さ'じ1
赤とうがらし	1本
スパゲティ※	乾150g
こしょう	少量
パセリのみじん切り	1枝分

1人分638kcal　食塩相当量1.2g

※スパゲティはゆで時間表示が5分以内の細いものを使う。

作り方

1 干ししいたけは4つに割り、牛乳3ヵ'ッ'に浸して約15分おく。

2 直径26㎝程度のフッ素樹脂加工のフライパンに**1**と**a**を入れて中火で煮立てる。スパゲティを加えて紙ぶたをし、ときどき底から混ぜながらめんがやわらかくなるまで約8分煮る。途中で水分が足りなくなったら牛乳を足す。

3 こしょうとパセリを加えて混ぜ、器に盛る。

カルシウム memo

パスタを牛乳でゆでてそのままソースにするので、牛乳をたっぷり3カップ使います。牛乳はコクがあるので、干ししいたけと組み合わせてうま味たっぷり。

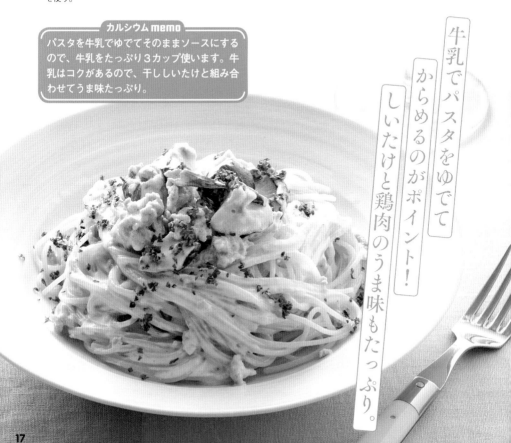

牛乳でパスタをゆでてからめるのがポイント！しいたけと鶏肉のうま味もたっぷり。

17

サケ缶とほうれん草の キッシュ風

1/2日分　カルシウム 431mg　vitamin D　vitamin K

材料／2～3人分
（長径21cmの耐熱容器1台分）

サケ水煮缶 ……………	1缶(180g)
ほうれん草 ……………	1束(200g)
玉ねぎ …………………	½個(100g)
バター …………………	大さじ1(12g)
a とき卵 ………………	3個分
牛乳 …………………	¼カップ
ピザ用チーズ …………	100g
こしょう ………………	少量

1人分378kcal　食塩相当量1.3g

カルシウム memo
サケ缶＋乳製品＋ほうれん草でカルシウムたっぷり。サケ缶のうま味がとけ出た汁も味わい深く、料理に生かせます。

作り方

1 ほうれん草はゆでて冷水にとり、水けをしっかり絞って2cm長さに切る。玉ねぎは薄切りにする。aは混ぜ合わせる。

2 フライパンにバターを熱し、ほうれん草と玉ねぎをいためる。玉ねぎがしんなりとなったら、サケ缶を缶汁ごと加え、木べらでサケをほぐしながら軽くいため合わせる。

3 耐熱の器に2を入れ、aをまわし入れる。オーブントースターで15分ほど、焼き色がつくまで焼く。

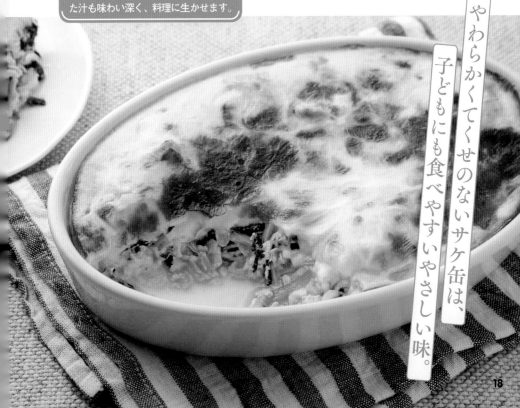

やわらかくてくせのないサケ缶は、子どもにも食べやすいやさしい味。

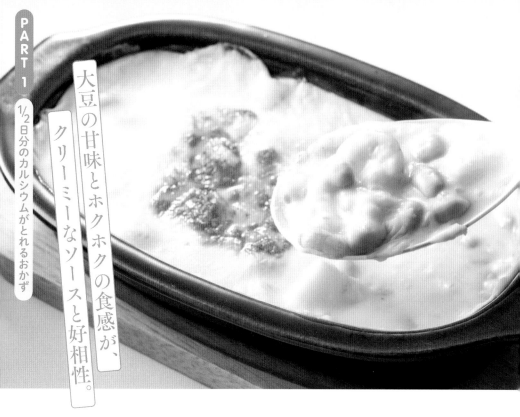

大豆の甘味とホクホクの食感が、クリーミーなソースと好相性。

大豆とシーフードのグラタン

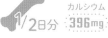

1/2日分　カルシウム **396mg**

材料／2人分

ゆで大豆	100g
バター	10g
玉ねぎ	½個(100g)
小麦粉	大さじ2
牛乳	1½カップ
冷凍シーフードミックス	100g
ピザ用チーズ	40g

1人分374kcal　食塩相当量1.4g

カルシウム memo
大豆はカルシウムのほかにたんぱく質や鉄、食物繊維、ビタミンB群も豊富。牛乳とチーズでさらにカルシウムをアップ。

作り方

1 なべにバターを入れて中火にかけ、とけたら玉ねぎを加えて透き通るまでいためる。小麦粉を加えてよくいため、粉っぽさがなくなったら牛乳を少しずつ加えてよく混ぜる。

2 とろりとなったらシーフードミックスを加え、ざっくりと混ぜて1分ほど煮たら大豆を加えてひと混ぜし、火を消す。

3 耐熱皿に入れてチーズをのせ、200℃のオーブンでチーズに焦げ目がつくまで10分ほど焼く。

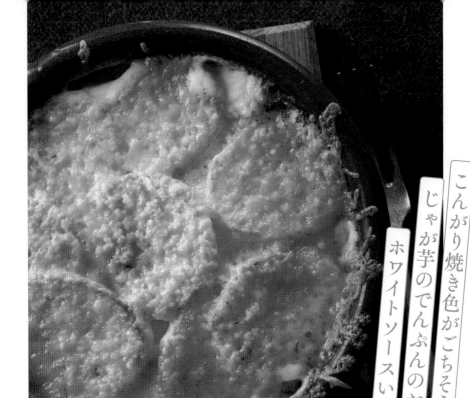

こんがり焼き色がごちそう！じゃが芋のでんぷんのおかげでホワイトソースいらずです。

じゃが芋とチーズのグラチネ

1/2日分　カルシウム 344mg

材料／2〜3人分

じゃが芋…………… 2〜3個(250g)
シュレッドチーズ(あればグリュイエールチーズ)………………… 80g
生クリーム …………………… 100mL
塩……………………………小さじ1/2
こしょう…………………………… 適量

1人分323kcal　食塩相当量1.2g

カルシウム memo
じゃが芋と相性バツグンのチーズと生クリームをたっぷり使って。チーズは牛乳の栄養成分が凝縮されているので高カルシウム。

作り方

1 じゃが芋は3mm厚さの薄切りにする。

2 耐熱皿に1を並べ、塩、こしょう各少量をふってさらにじゃが芋を重ねる。残りも同様にくり返す。

3 生クリームを注ぎ、ラップをふんわりかけ、電子レンジ(600W)でじゃが芋がやわらかくなるまで3〜4分加熱する。

4 ラップをはずしてチーズを散らし、230℃のオーブンで焼き色がつくまで15分ほど焼く。

厚揚げと小松菜、まいたけのチャンプルー

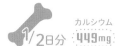
1/2日分 カルシウム 449mg

vitamin K

1/2日分のカルシウムがとれるおかず

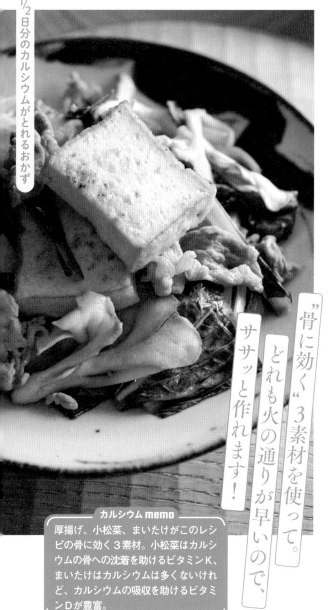

材料／2人分

厚揚げ ……… 1枚（300g）
小松菜 …………… 100g
まいたけ …… 1パック（100g）
豚こま切れ肉 ……… 50g
塩・こしょう ……各少量
サラダ油 ………… 大さじ1
塩 ………………… 小さじ1/5
しょうゆ ………… 小さじ2

1人分363kcal
食塩相当量1.8g

作り方

1 厚揚げは短辺を半分に切って7mm厚さに切る。小松菜は4cm長さに切る。まいたけはほぐす。

2 豚肉は2cm幅に切り、塩とこしょうをふる。

3 フライパンにサラダ油大さじ1/2を中火で熱し、2をいためてとり出す。

4 同じフライパンに残りの油を熱して1の厚揚げを焼きつけ、小松菜、まいたけを加えて火が通るまでいため、塩をふって調味する。

5 3の豚肉を戻し入れて混ぜ合わせ、しょうゆを加えて味をととのえる。

"骨に効く" 3素材を使って。どれも火の通りが早いので、ササッと作れます！

カルシウム memo
厚揚げ、小松菜、まいたけがこのレシピの骨に効く3素材。小松菜はカルシウムの骨への沈着を助けるビタミンK、まいたけはカルシウムは多くないけれど、カルシウムの吸収を助けるビタミンDが豊富。

厚揚げピザ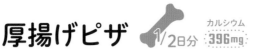

カルシウム **396mg**

材料／1人分

厚揚げ ·················	½枚(100g)
ピザ用ソース ················	大さじ1
とろけるチーズ···············	20g

1人分241kcal　食塩相当量0.5g

カルシウム memo

厚揚げはたんぱく質や鉄も多い優秀なカルシウム源。100gあたりのカルシウムは240mg。油で揚げた香ばしさとコクも魅力です。

作り方

1 厚揚げは1cm厚さに切り、切り口にピザ用ソースを塗ってチーズを散らす。
2 オーブントースターに入れ、チーズがとろけて焼き色がつくまで7〜8分焼く。

厚揚げにチーズをのせて焼くだけ。素早くおいしくカルシウムアップ！

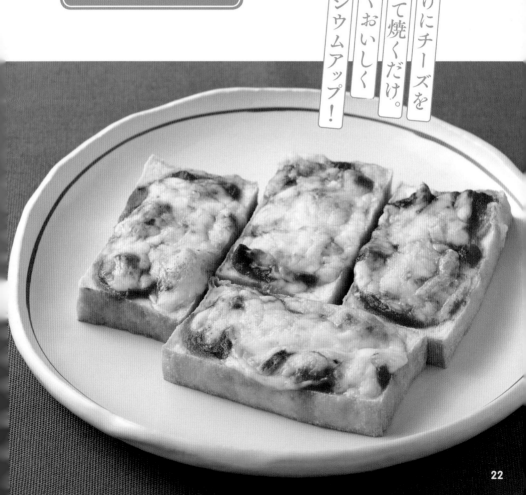

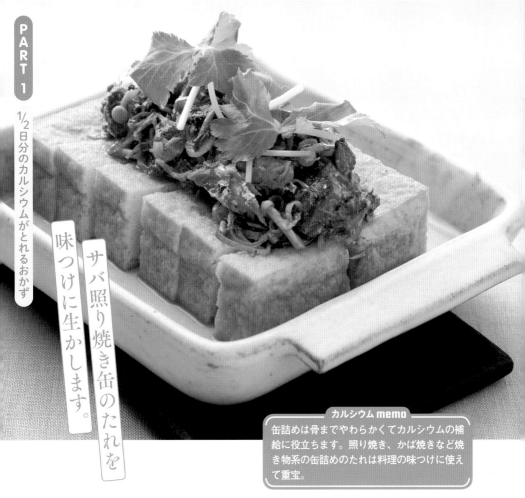

½日分のカルシウムがとれるおかず

味つけに生かします。

サバ照り焼き缶のたれを

カルシウム memo
缶詰めは骨までやわらかくてカルシウムの補給に役立ちます。照り焼き、かば焼きなど焼き物系の缶詰めのたれは料理の味つけに使えて重宝。

厚揚げのサバなめたけ焼き

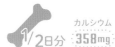

½日分　カルシウム **358mg**

材料／2人分

サバ照り焼き缶	1缶（100g）
厚揚げ	1枚（200g）
なめたけ（市販品）	大さじ2
青ねぎ	20g
すり白ごま	小さじ1
三つ葉（好みで）	適量

1人分276kcal　食塩相当量1.1g

作り方

1 厚揚げは食べやすい大きさに切る。ねぎは小口切りにする。三つ葉は2～3cm長さに切る。

2 サバ缶は缶汁ごとボールに入れ、なめたけとねぎ、すりごまを加えて、サバをほぐしながらよく混ぜる。

3 厚揚げを耐熱の器に入れ、2をのせてオーブントースターで5分焼く。三つ葉をのせる。

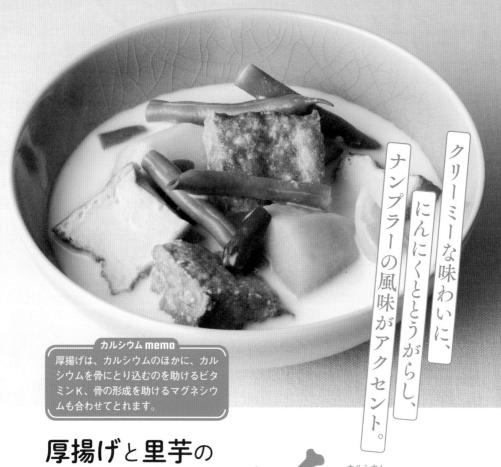

クリーミーな味わいに、にんにくととうがらし、ナンプラーの風味がアクセント。

カルシウム memo
厚揚げは、カルシウムのほかに、カルシウムを骨にとり込むのを助けるビタミンK、骨の形成を助けるマグネシウムも合わせてとれます。

厚揚げと里芋の
エスニックミルク煮

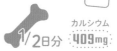

1/2日分

カルシウム
409mg

材料／2人分

厚揚げ ····················· 1枚(180g)
里芋 ····························· 150g
さやいんげん ···················· 50g
a だし ·························· ½カッ
　にんにく(軽くつぶす) ······· ½かけ
　赤とうがらし(半分に切る) ···· 1本
b 低脂肪乳 ···················· 1¼カッ
　ナンプラー ···················· 大さじ½

1人分233kcal　食塩相当量1.3g

作り方

1 厚揚げは熱湯でゆでて油抜きし、一口大に切る。

2 里芋は皮をむき、塩少量をふってもみ、ぬめりを洗う。一口大に切って10分ほど下ゆでする。

3 さやいんげんは5cm長さに切り、さっとゆでる。

4 なべに**a**を入れて中火にかけ、**1**、**2**を加えて落としぶたをし、10分煮る。里芋がやわらかくなったら**3**と**b**を加え、煮立つ直前に火を消す。

24

焼き豆腐と油揚げの夫婦炊き

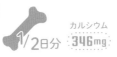

½日分 カルシウム **346mg**

材料／2人分

焼き豆腐	1丁(350g)
油揚げ	50g

a しょうがのせん切り ………… 5g
　だし ……………………… 1カップ
　みりん・砂糖 …………… 各大さじ1
　しょうゆ・うす口しょうゆ
　……………………… 各大さじ½

1人分304kcal　食塩相当量1.5g

作り方

1 豆腐は6等分に切る。油揚げは6×2cmくらいに切る。

2 なべに1とaを入れて中火にかけ、煮立ったら弱火で7分ほど煮る。火を消し、さめるまでそのままおく。

3 食べる直前に温め直し、器に盛る。

カルシウムmemo
大豆製品はカルシウムが効率よくとれる、骨強化にもってこいの食材！　植物性食品でカルシウムとともにたんぱく質もとれるのは、大豆製品ならでは。

豆腐と油揚げに、甘辛い煮汁をじんわ～りしみ込ませて。

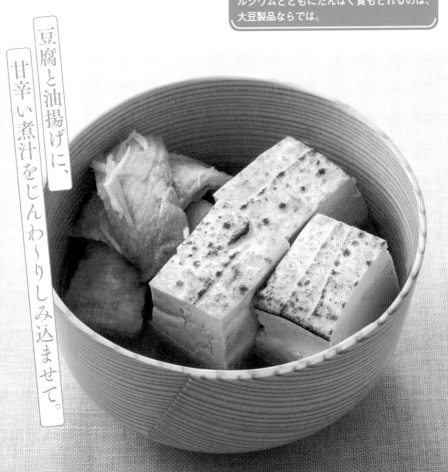

小松菜の
ミルクスープ

1/2日分　カルシウム **333mg**　vitamin **K**

材料／2人分

小松菜（2cm長さに切る）‥‥‥‥100g
玉ねぎ（1cm角に切る）‥‥ ½個（100g）
にんじん（いちょう切り）‥‥‥‥40g
バター・小麦粉‥‥‥‥‥‥‥各大さじ1
水‥‥‥‥‥‥‥‥‥‥‥‥‥‥‥1カップ
a 牛乳‥‥‥‥‥‥‥‥‥‥‥‥‥1カップ
　顆粒ブイヨン‥‥‥‥‥‥‥小さじ1
塩・こしょう‥‥‥‥‥‥‥‥各少量
スライスチーズ‥‥‥‥‥‥‥‥2枚

1人分229kcal　食塩相当量1.8g

作り方

1 なべにバターを熱し、玉ねぎ、にんじんをいため、玉ねぎが透き通ってきたら小麦粉を加えていためる。水を加え、にんじんがやわらかくなるまで煮る。

2 小松菜と a を加え、塩、こしょうで味をととのえる。器に注ぎ、チーズをちぎって入れる。

カルシウム memo
小松菜は青菜の中でも特にカルシウム、鉄、ビタミンK・C、葉酸などが豊富な栄養的に優れた野菜。

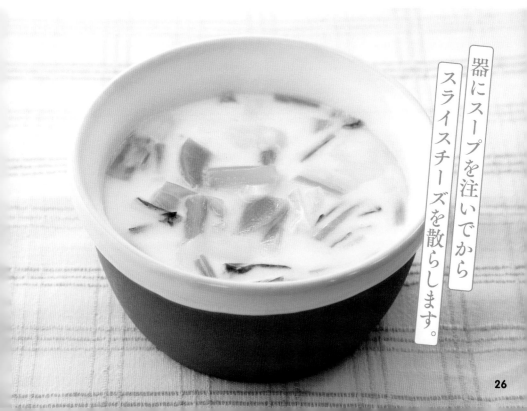

器にスープを注いでからスライスチーズを散らします。

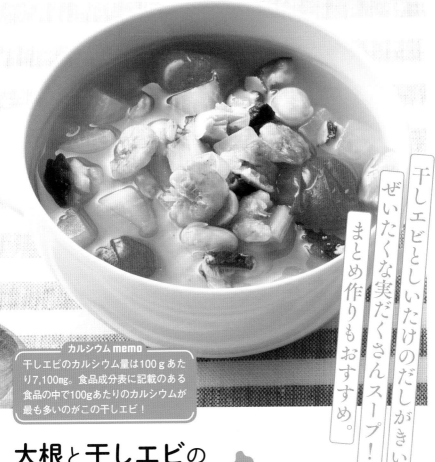

干しエビとしいたけのだしがきいた
ぜいたくな実だくさんスープ！
まとめ作りもおすすめ。

カルシウム memo
干しエビのカルシウム量は100gあた
り7,100mg。食品成分表に記載のある
食品の中で100gあたりのカルシウムが
最も多いのがこの干しエビ！

大根と干しエビの
おかずスープ

1/2日分　カルシウム 399mg

材料／4人分

大根	300g
干しエビ	20g
干ししいたけ	3枚
大豆の水煮	80g
a 中国風顆粒だし	大さじ1
水	4½カッ
塩・こしょう	各少量
ミニトマト	12個

1人分74kcal　食塩相当量1.6g

作り方

1 大根は小さめの乱切りにする。なべに入れて水をかぶるくらい注ぎ、7～8分ゆでてざるにあげる。干ししいたけは軸を除いて小さく割る。

2 なべに1、干しエビ、大豆の水煮、aを入れて強火で煮立て、弱火にしてしいたけがやわらかくなるまで15～20分煮る。塩、こしょうで味をととのえ、ミニトマトを加えて1～2分煮る。

保存の目安 冷蔵で約7日、冷凍で約1か月

27

小アジとねぎの南蛮煮

1日分 カルシウム 815mg vitamin D

材料／2人分

小アジ
…… 6尾(骨つき200g)
ねぎ(斜め薄切り)
…………… ½本(50g)
しょうがのせん切り
……………… 1かけ分
赤とうがらし(種を除く)
………………… ½本
こんぶ ……… 6cm角1枚
a 酢・酒……… 各大さじ2
　しょうゆ ……… 大さじ1
　砂糖 ………… 小さじ1
　水 ……………… ½カップ

1人分157kcal　食塩相当量1.8g

作り方

1 アジはえらと内臓を引き抜いて洗い、水けをふく。
2 圧力なべにこんぶを敷いて a を入れ、**1** を並べてしょうがととうがらしを加える。ふたをして中火にかけ、圧がかかったら弱火にして13分煮る。火を消し、圧が抜けるまでそのままおく。ふたをあけてねぎを加え、さっと煮る。
3 アジとねぎを器に盛り合わせ、こんぶを食べやすく切って添える。

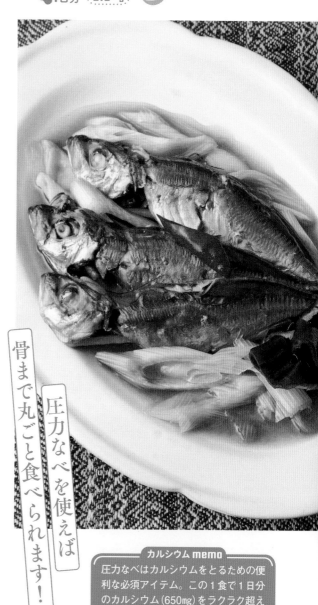

骨まで丸ごと食べられます！

圧力なべを使えば

カルシウムmemo

圧力なべはカルシウムをとるための便利な必須アイテム。この1食で1日分のカルシウム(650mg)をラクラク超える量！

½日分のカルシウムがとれるおかず

焼きシシャモの南蛮漬け

½日分　カルシウム **366mg**

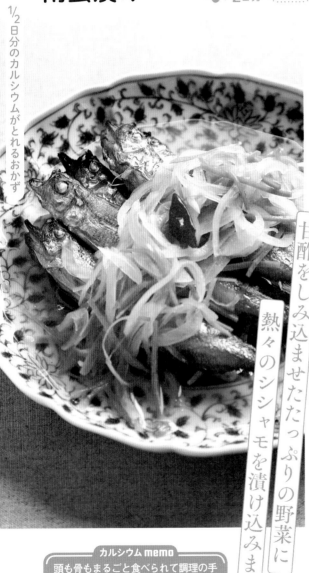

甘酢をしみ込ませたたっぷりの野菜に

熱々のシシャモを漬け込みます。

カルシウム memo
頭も骨もまるごと食べられて調理の手間もかからないシシャモはカルシウムのほかマグネシウムや葉酸など骨に欠かせない栄養素も豊富。

材料／2人分
シシャモの干物
　………… 10尾(200g)
玉ねぎ ……… 1個(200g)
にんじん……… ⅓本(80g)
a 酢・だし ………各½カップ
　赤とうがらし(種を除いてちぎる) ……… 1本
砂糖………………… 大さじ2
うす口しょうゆ……大さじ1
レモン果汁 ……… 1個分
1人分260kcal　食塩相当量2.3g
・栄養価は漬け汁70%摂取として算出。

作り方
1 玉ねぎは縦半分に切り、繊維に沿って薄切りにする。にんじんは4㎝長さのせん切りにする。
2 なべにaを入れて中火にかけ、沸騰したら砂糖とうす口しょうゆ、**1**を加え、ひと煮立ちしたら火を消す。保存容器などに移し、レモン汁を加えて混ぜる。
3 シシャモを魚焼きグリルなどで腹が割れないように注意しながらこんがりと焼き、熱いうちに**2**に漬ける。

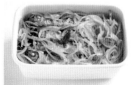

すぐに食べられるが、6時間ほどおくと頭や骨がやわらかくなり、食べやすい。

保存の目安 冷蔵で約3日

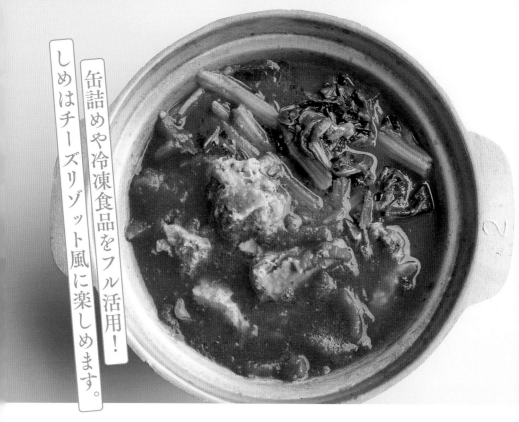

缶詰めや冷凍食品をフル活用！
しめはチーズリゾット風に楽しめます。

サバ缶とほうれん草の
トマトなべ

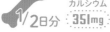1/2日分
カルシウム 351mg
vitamin D vitamin K

材料／1人分

サバ水煮缶	½缶(90g)
にんにく	1かけ
オリーブ油	大さじ½
トマト水煮缶(つぶす)	½缶(200g)
水	¼カップ
冷凍ほうれん草	50g
塩・黒こしょう	各少量
ごはん	120g
粉チーズ	小さじ2

1人分505kcal　食塩相当量1.7g

作り方

1 なべにつぶしたにんにくと油を入れて弱火でいため、トマト缶、サバ缶の汁、分量の水を加えて中火にする。煮立ったらサバの身とほうれん草を加えてひと煮し、塩で味をととのえる。

2 しめにごはんを加えて温め、粉チーズとこしょうをふってリゾット風にする。

カルシウム memo

魚の缶詰めと冷凍青菜はカルシウムも鉄も多い、優秀な常備食材。冷凍食品でもカルシウム量は変わりません。買い物に行けないときにもおすすめです。

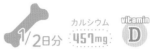

サバ缶とねぎのみそ煮

1/2日分 カルシウム 457mg vitamin D

1/2日分のカルシウムがとれるおかず

材料／2人分

サバ水煮缶	2缶(320g)
ねぎ	2本(200g)
しょうが	10g
α みそ	30g
みりん	大さじ2
水	1カップ

1人分355kcal　食塩相当量1.9g

作り方

1 ねぎは1cm幅の斜め切りにする。しょうがはせん切りにする。

2 なべに**1**とサバを缶汁ごと入れ、混ぜ合わせた**α**を加えて中火にかける。煮立ったら弱火にし、5分ほど煮る。

3 器に盛り、煮汁をかける。

カルシウム memo

サバ水煮缶は骨ごと食べられるので、カルシウムが100g中260mgと非常に豊富。たんぱく質はもちろん、ビタミンD、ビタミンB₁₂、鉄、脂肪酸のEPAやDHAも多く含みます。

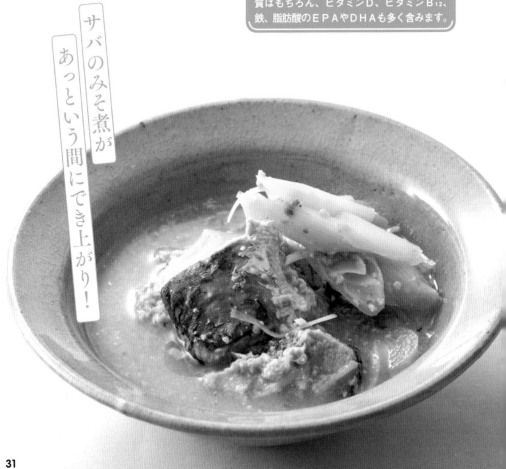

サバのみそ煮が
あっという間にでき上がり！

サケの中骨缶の
レモンおろしあえ

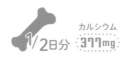

1/2日分 カルシウム 377mg

材料／2人分

サケの中骨缶詰め	小1缶(90g)
大根	100g
酒	小さじ1
塩	少量
青じそ	2枚
レモンのくし形切り	1切れ(⅛個)

1人分44kcal　食塩相当量1.1g

作り方

1 サケは缶汁をきる。レモンは半分に切る。

2 大根はすりおろして軽く水けをきり、酒と塩を混ぜ合わせる。

3 器に青じそを敷き、サケとおろし大根を盛り合わせてレモンを添える。

カルシウム memo

手軽にカルシウム補給をするなら、サケの中骨缶が断然おすすめ。これだけで½日分のカルシウムをクリア。

缶詰めで手軽にカルシウム補給。おろし大根と混ぜ合わせ、レモンの酸味でいただきます。

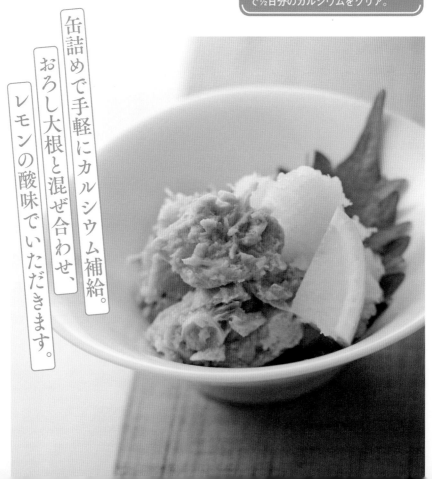

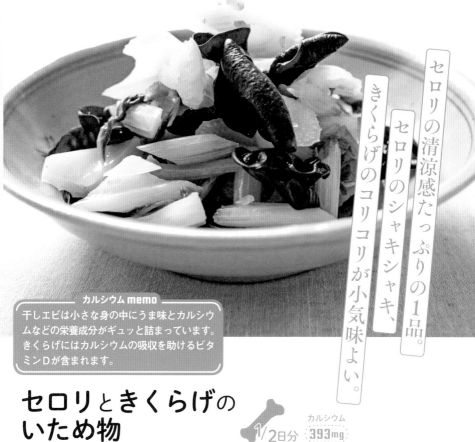

セロリの清涼感たっぷりの1品。

セロリのシャキシャキ、

きくらげのコリコリが小気味よい。

カルシウム memo
干しエビは小さな身の中にうま味とカルシウムなどの栄養成分がギュッと詰まっています。きくらげにはカルシウムの吸収を助けるビタミンDが含まれます。

セロリときくらげの
いため物

½日分 カルシウム **393mg**

材料／2人分

セロリ（葉つき）	小2本(150g)
きくらげ	乾5g
干しエビ	10g
ぬるま湯	大さじ2
サラダ油	大さじ½
α 酒	大さじ1
塩	小さじ⅓

1人分55kcal　食塩相当量1.1g

作り方

1 セロリは乱切りに、葉はざくざくと切る。きくらげは水につけてもどし、大きければちぎる。

2 干しエビはぬるま湯でふやかしてみじん切りにし、もどし汁につける。

3 フライパンに油を熱し、1をいためる。全体に油がまわったらαと2を汁ごと加え、汁けがなくなるまでいためる。

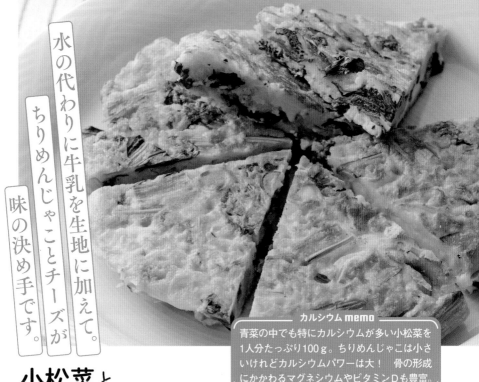

水の代わりに牛乳を生地に加えて。ちりめんじゃことチーズが味の決め手です。

カルシウム memo

青菜の中でも特にカルシウムが多い小松菜を1人分たっぷり100ｇ。ちりめんじゃこは小さいけれどカルシウムパワーは大！ 骨の形成にかかわるマグネシウムやビタミンＤも豊富。

小松菜とちりめんじゃこの牛乳入りおやき

1/2日分　カルシウム 352mg　vitamin D　vitamin K

材料／2人分

小松菜	200g
しょうゆ	小さじ1
プロセスチーズ	2切れ（30〜40g）※
ちりめんじゃこ	15g
ねぎ	¼本（25g）
しょうが	½かけ
α 卵	1個
牛乳	¼カップ
小麦粉	½カップ
塩	少量
サラダ油	小さじ2

1人分301kcal　食塩相当量2.0g

※栄養価は40gで計算。

作り方

1 小松菜は塩少量（分量外）を加えた湯でゆで、水にとってさまし、水けを絞って1.5cm長さに切る。しょうゆを混ぜる。

2 チーズは7mm角に切り、ねぎは端から小口切りに、しょうがはせん切りにする。

3 ボールにαを混ぜ合わせ、**1**と**2**、ちりめんじゃこを加えて混ぜる。

4 フライパンに油小さじ1を熱し、**3**の半量を流し入れて丸く形を整え、両面を色よく焼き、中まで火を通す。もう1枚も同様に焼く。

5 食べやすい大きさに切る。

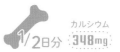

緑野菜のごまだれがけ

½日分

カルシウム
348mg

½日分のカルシウムがとれるおかず

材料／2人分

ピーマン ························ 2個（60g）
さやいんげん ····················100g
スナップえんどう ······ 8個（70g）
練り白ごま ·····················大さじ3
いり白ごま ·····················大さじ1
しょうゆ・砂糖·············各小さじ1
だし ·····························大さじ3

1人分195kcal　食塩相当量0.5g

カルシウム memo

ごまはカルシウムを足したいときになんにでも合うお助け素材。いりごま、すりごま、練りごまを料理に合わせて活用を。

作り方

1 ピーマンはへたと種を除いて乱切りに、いんげんはへたを除いて3cm長さに切る。スナップえんどうはへたと筋を除く。

2 熱湯で**1**をそれぞれゆでる（ピーマンは1分、それ以外は5分）。

3 すり鉢でいりごまをすり、練りごまを加えてすり混ぜる。しょうゆと砂糖を加えて混ぜ、だしを少しずつ加えてとろりとなるまでよくすり混ぜる。

4 器に**2**を盛り、**3**をかける。

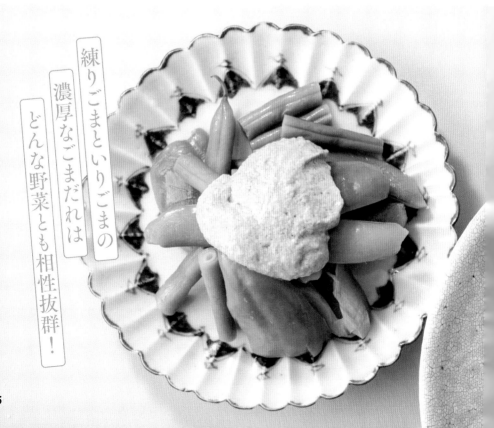

練りごまといりごまの濃厚なごまだれはどんな野菜とも相性抜群！

不足分がラクラク補える
「牛乳コップ1杯で、
1/3日分のカルシウム!」

牛乳のカルシウムは、コップ1杯(200mL)で約220mg。
それは、1日にとりたいカルシウム量のちょうど1/3にあたります。
私たちに不足しているといわれる量(約150mg)を補うにも充分です!

そうだ、牛乳飲もう!

1/3日分

目覚めのミルク
バナナにんじんミルク
カルシウム **238mg**

くだものや
野菜をミックスして
ヘルシーに。

 + 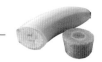 =

牛乳1カップ

バナナ1/2本
にんじん20g

作り方
バナナは皮をむき、にんじんは
2cm角に切る。牛乳とともにミ
キサーに入れて攪拌し、なめら
かにする。
1人分231kcal　食塩相当量0.2g

おやつにミルク
ラッシー
カルシウム **281mg**

小腹がすいたら、
とりあえず牛乳。

 + 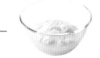 =

牛乳1カップ

プレーン
ヨーグルト大さじ3

作り方
牛乳とヨーグルトを合わせ、泡
立て器などでよく混ぜる。コッ
プに注いで好みでシナモン少量
をふる。
1人分166kcal　食塩相当量0.3g

眠れないときにミルク
ホットミントミルク
カルシウム **227mg**

ハーブを煮出して
ホットで。

 + 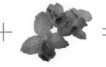 =

牛乳1カップ

ミントの葉(生)5g

作り方
小なべに牛乳とミントを入れて
弱火にかけ、ゆっくりと温めて
煮出す。葉をとり除いて器に注
ぎ、適宜ミントの葉を飾る。
1人分138kcal　食塩相当量0.2g

朝は、スムージー！

小松菜＋セロリ＋バナナ＋牛乳のスムージー

1/3日分　カルシウム 228mg　vitamin K

材料／1人分

小松菜	60g
セロリ	⅕本(20g)
バナナ	⅔本(80g)
牛乳	½カッ
はちみつ	小さじ½

1人分160kcal　食塩相当量0.1g

作り方

1 セロリは2〜3cm角に切る。バナナは皮をむき、小松菜は根元を切り除いてそれぞれ2〜3cm長さに切る。

2 ミキサーに牛乳、セロリ、バナナ、小松菜、はちみつの順に入れ、なめらかになるまで攪拌する。

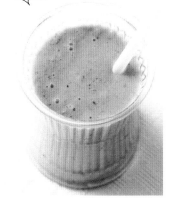

カルシウムが豊富な小松菜を使って。バナナの甘味で野菜が苦手でも飲みやすい味に。

牛乳ときな粉のごま風味ドリンク

 1/3日分

材料／1人分

かぼちゃ(種とわた、皮を除く)	100g
牛乳	1½カッ
きな粉	大さじ2
練り白ごま・砂糖	各大さじ1

1人分246kcal　食塩相当量0.2g

作り方

1 かぼちゃは適当な大きさに切ってラップに包み、電子レンジ（600W）で1分30秒加熱する。

2 すべての材料をミキサーに入れ、なめらかになるまで攪拌する。

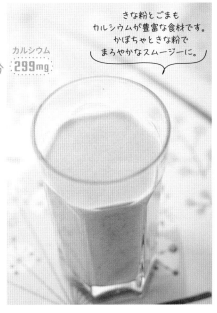

カルシウム 299mg

きな粉とごまもカルシウムが豊富な食材です。かぼちゃときな粉でまろやかなスムージーに。

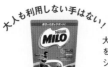

大人も利用しない手はない！

ネスレ
ミロ オリジナル 240 g

大麦を発芽させた麦粒のエキスを主成分とする麦芽飲料。カルシウム、鉄、ビタミンDが豊富な栄養機能食品。子どもの飲み物として人気だが、手軽に栄養補給でき、大人にも大注目。

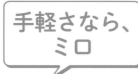

手軽さなら、ミロ

おいしく健康サポート！

不足しがちな栄養素を、ミロ＋牛乳、牛乳、そして野菜ジュース※1で比較してみました。ミロ＋牛乳1杯を飲むだけで、成人女性の必要量の、カルシウム約1/2日分、鉄1/3日分、ビタミンD1/4日分がとれることがわかりました！
一方で、野菜ジュースに多いイメージのビタミンCや食物繊維には差がありませんでした。

ビタミンDもいっしょにとれる

 + =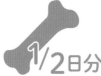

1/2日分　カルシウム **395mg**

朝の飲み物の違いで「不足しがちな栄養素」の量を比べると…

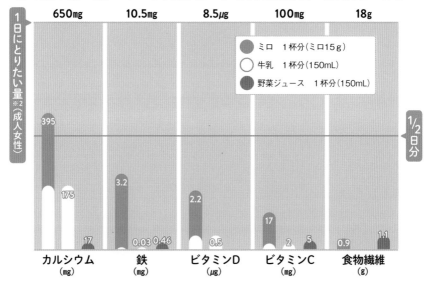

※1 「日本食品標準成分表2020年版（八訂）」の「トマト類　ミックスジュース」の値。
※2 「日本人の食事摂取基準2020年版」による。鉄は15～49歳月経ありの推奨量、カルシウムは15～74歳の推奨量、ビタミンCは12歳以上の推奨量、ビタミンDは15歳以上の目安量、食物繊維は15歳以上の目標量（65歳以上は17g以上が目標量）。

PART 2

"カルシウムアイテム 使いこなし術!"

素材別 カルシウム おかず

アイコンに注目!

1日分の
カルシウムが
とれる!

1/2日分の
カルシウムが
とれる!

いっしょにとれる!

vitamin D

いっしょにとれる!

vitamin K

1人分で
これだけとれる!

カルシウム

○mg

アイコンの説明は
14ページにあります

10〜11ページで紹介した素材を使えば、
今日のごはんは、カルシウムたっぷり!
「低脂肪乳製品」「骨ごと食べられる魚」「大豆・大豆製品」
「乾物」「青菜」をメイン素材にしたおかずです。

カルシウム
213mg

根菜グラタン

材料／2人分

鶏胸肉（皮なし）………………	100g
ごぼう・れんこん …………	各60g
ねぎ ………………………	1本(100g)
芽ひじき（もどす）……………	乾5g
オリーブ油 …………………	大さじ½
小麦粉（ふるう）……………	大さじ3
α 低脂肪乳 …………………	1カップ
固形チキンブイヨン………	½個
ロリエ ………………………	½枚
乾燥タイム・こしょう ……	各少量

1人分248kcal　食塩相当量0.7g

作り方

1 鶏肉は1cm角に切る。

2 ごぼうは笹がき、れんこんは5mm厚さのいちょう切り、ねぎは縦半分に切ってから2cm幅に切る。

3 フライパンにオリーブ油を中火で熱して**1**をいため、色が変わったらひじきを加えていためる。水けがとんだら**2**を加えていため合わせる。

4 小麦粉をふり入れてなじむまでいため、**α**を加える。ひと煮立ちして、とろりとなったら火を消す。

5 グラタン皿にオリーブ油（分量外）を薄く塗り、**4**を入れてオーブントースターで14〜15分焼く。

> **カルシウム memo**
> 100gあたりのカルシウム量は、普通牛乳110mgに対して低脂肪乳は130mg。ひじきはカルシウムのほか、ビタミンKもとれます。

PART 2

その
1

カロリー控えめがうれしい！

低脂肪乳製品レシピ

低脂肪乳って、じつは普通牛乳よりもカルシウムが多いのをご存じですか!?
脂肪が少ない分あっさりした味わいで、牛乳や乳製品をそのまま飲食するのは苦手という人も、料理に使えば食べやすく、おかずのバリエーションも広がります。

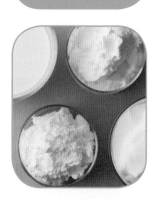

低脂肪乳でさっぱりとした味わい。
具だくさんで食べごたえがあります。

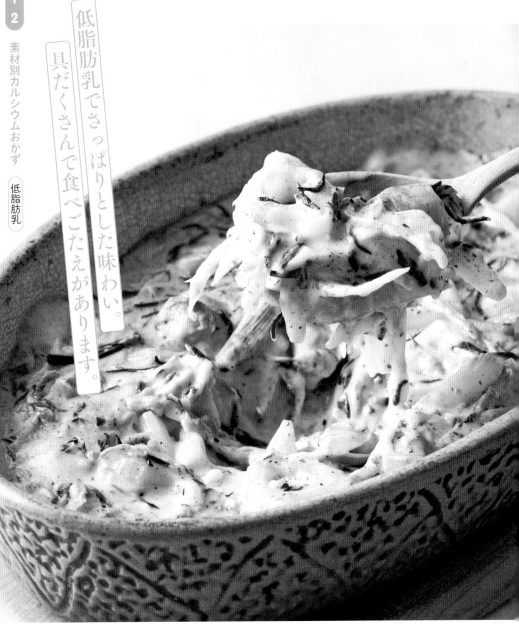

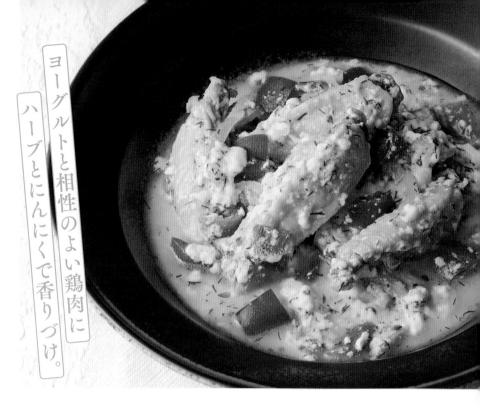

ヨーグルトと相性のよい鶏肉にハーブとにんにくで香りづけ。

鶏手羽中のヨーグルト煮

カルシウム
174mg

材料／2人分

鶏手羽中(チキンスペアリブ)
　　………… 12本(骨つきで240g)
a 塩 …………………… 小さじ1/6
　おろしにんにく ………… 小さじ1/4
玉ねぎ(薄切り) ………… 1/4個(50g)
赤パプリカ(1cm角に切る) …… 80g
ピーマン(1cm角に切る)… 2個(60g)
オリーブ油 …………………… 大さじ1/2
b 乾燥オレガノ ……………… 小さじ1/4
　乾燥ディルウィード※ …… 小さじ1/2
　白ワイン …………………… 大さじ1
湯 …………………………… 1/2カップ
無脂肪プレーンヨーグルト ……200g

1人分271kcal　食塩相当量0.8g

※ディルの葉や茎を乾燥させたもの。

作り方

1 鶏肉は a をもみ込み、5分おく。

2 なべにオリーブ油を中火で熱し、**1** をいためる。玉ねぎ、赤パプリカをのせ、**b** をふる。湯を加え、ふたをして20分ほど煮る。

3 ピーマンを加えてひと煮し、ヨーグルトを加えて混ぜ、煮立つ直前に火を消す。

カルシウムmemo

100gあたりのカルシウム量は、普通のプレーンヨーグルト120mgに対して、無脂肪プレーンヨーグルトは140mg。カロリーは約30%オフです。

マッシュルームの ヨーグルトサラダ

カルシウム
148mg

材料／2人分

無脂肪プレーンヨーグルト ……200g
マッシュルーム ………………200g
オリーブ油 …………………大さじ1
α レモン果汁 ………………小さじ1
　塩・おろしにんにく・こしょう
　………………………………各少量
イタリアンパセリ（刻む）……… 少量

1人分114kcal　食塩相当量0.4g

─── カルシウム memo ───
無脂肪プレーンヨーグルトは水きりすると濃厚な味わいに。普通タイプのプレーンヨーグルトに比べて、たんぱく質も少し多め。

作り方

1 ヨーグルトは水きりする（写真）。
2 マッシュルームは石づきを除いて縦半分に切る。
3 フライパンにオリーブ油を中火で熱し、**2**を入れていためる。焼き色がついて汁けが出てきたら火を強め、汁けがなくなるまでいためる。バットなどに移してさます。
4 **1**と**α**をボールに入れて混ぜ、**3**を加えてあえ、イタリアンパセリを加え混ぜて器に盛る。

ヨーグルトはざるにペーパータオルを敷いてボールに重ねて水きりする。かたくなりすぎないよう時間は20分程度。

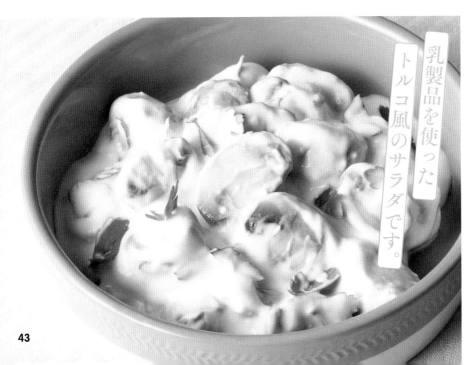

乳製品を使ったトルコ風のサラダです。

干ししいたけと小松菜の白あえ風

カルシウム
191mg

材料／2人分

干ししいたけ	3個
a だし	¼カッ
しょうゆ	小さじ¼
みりん	小さじ¼
小松菜	80g
黄菊	2～3輪
カテージチーズ（裏ごしタイプ）	100g
b 練り白ごま	大さじ1
砂糖	小さじ1
塩	少量

1人分131kcal 食塩相当量1.0g

作り方

1 干ししいたけはもどし、軸を除いて薄切りにし、a で汁けがなくなるまで煮て、さます。

2 小松菜はゆで、水けを絞って3～4cm長さに切る。

3 黄菊は花びらをはずし、酢少量を加えた熱湯に入れる。箸で湯に沈ませたらすぐに冷水にとってさまし、水けを絞る。

4 カテージチーズは b を加えてよく混ぜ、1、2を加えてあえる。器に盛り、3 をあしらう。

> **カルシウムmemo**
> カテージチーズは口当たりのなめらかな裏ごしタイプを使用。カルシウムの豊富な小松菜、練りごま、カルシウムの吸収を助けるビタミンDを含む干ししいたけと組み合わせて。

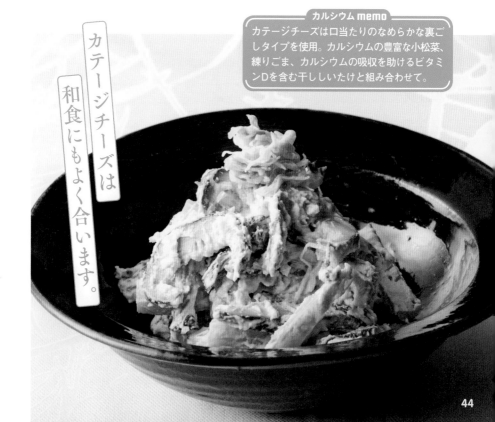

カテージチーズは和食にもよく合います。

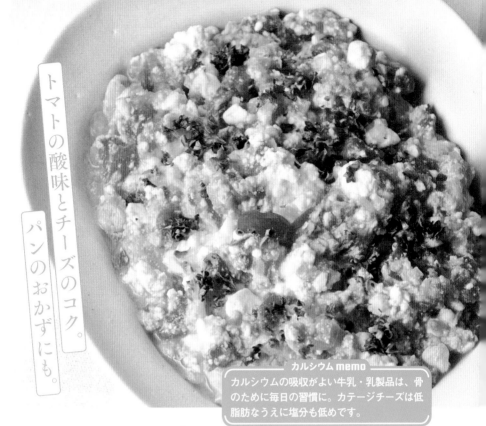

トマトの酸味とチーズのコク。

パンのおかずにも。

カルシウム memo
カルシウムの吸収がよい牛乳・乳製品は、骨のために毎日の習慣に。カテージチーズは低脂肪なうえに塩分も低めです。

カテージチーズと トマトの卵とじ

カルシウム
75mg

材料／2人分

カテージチーズ	100g
トマト	大1個(250g)
玉ねぎ	¼個(50g)
オリーブ油	大さじ½
にんにくのみじん切り	½かけ分
a 白ワイン・トマトケチャップ	各大さじ1
卵	2個
パセリのみじん切り	少量

1人分210kcal 食塩相当量1.0g

作り方

1 トマトは1cm角に切り、玉ねぎはあらみじんに切る。

2 フライパンにオリーブ油を中火で熱し、にんにくと玉ねぎを加えていためる。しんなりとなったらトマトを加えていためる。汁けが出てきたらaを加え、火を強めて汁けがなくなるまでいためる。

3 カテージチーズを全体に広げ入れて混ぜ、卵をときほぐして加え、大きく混ぜてふんわりと火を通す。

4 器に盛り、パセリをふる。

カルシウム **162mg** vitamin **D**

イワシ団子と 青梗菜のあんかけ煮

材料／2人分

イワシ ……… 小2〜3尾（骨つき200g）

a 酒……… 小さじ1　塩……… 小さじ1/5

　こしょう ………………………… 少量

　すり白ごま・小麦粉…… 各小さじ2

　おろししょうが ………………… 1/2かけ分

　ねぎのみじん切り ……………… 1/4本分

青梗菜(ちんげんさい) ……………………… 1株(100g)

はるさめ ………………………… 乾20g

ごま油 …………………………… 小さじ2

b 酒…… 大さじ1　しょうゆ…… 小さじ2

　水 ……………………………… 3/4カップ

c かたくり粉 …………………… 小さじ1 1/2

　水 ……………………………… 小さじ4

1人分288kcal　食塩相当量1.8g

・栄養価はイワシ（骨なし）で計算。

作り方

1 イワシは頭、内臓、尾を除いて洗い、水けをふいてぶつ切りにする。フードプロセッサーに入れて攪拌(かくはん)し、すり身にする。

2 **1**をボールに入れて**a**を混ぜ、8等分にして丸くまとめる。

3 青梗菜は4〜5cm長さの斜め切りにし、はるさめは熱湯でもどして食べやすい長さに切る。

4 フライパンにごま油を中火で熱し、**2**を焼き、**b**と青梗菜を加える。煮立ったら弱火にし、ふたをして7〜8分煮る。

5 はるさめを加え、混ぜ合わせた**c**をまわし入れて煮立て、とろみをつける。

PART 2

その **2**

ワザあり魚のレシピ

丸ごとがポイント！

魚は、たんぱく質やカルシウムの吸収を助けるビタミンDが多く、骨ごと食べればカルシウムも倍増！ 骨があってもおいしく食べられる魚や、骨ごと食べられる手軽な缶詰めを使った料理を紹介します。

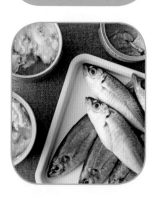

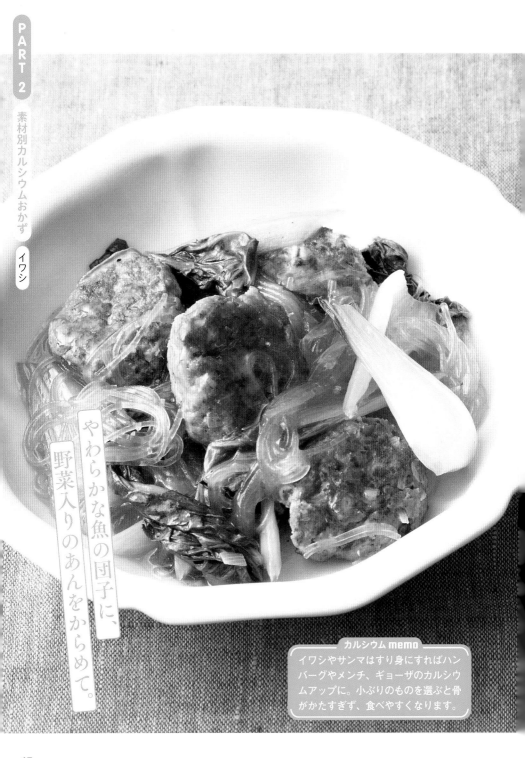

やわらかな魚の団子に、野菜入りのあんをからめて。

カルシウム memo
イワシやサンマはすり身にすればハンバーグやメンチ、ギョーザのカルシウムアップに。小ぶりのものを選ぶと骨がかたすぎず、食べやすくなります。

メヒカリのから揚げ
ごまだれがけ

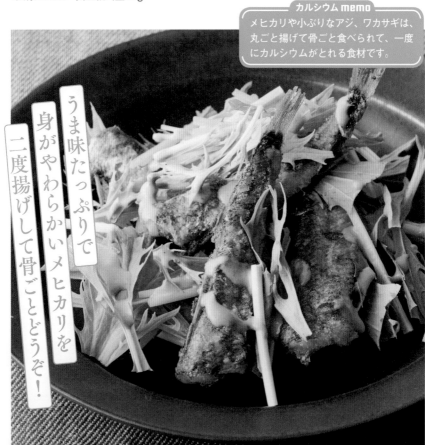

1/3日分　カルシウム 241mg

材料／2人分

- a メヒカリ ……… 8尾(骨つき200g)
  - 塩 ………………………………… 少量
  - 小麦粉 ………………………… 適量
- 揚げ油
- 水菜(4cm長さに切る) ………… 80g
- b 練り白ごま ……………… 小さじ2
  - しょうゆ ……………… 大さじ1/2
  - 酢・水 ………………… 各小さじ1
  - 砂糖 ……………………… 小さじ1/3
  - 粉ざんしょう ………………… 少量

1人分212kcal　食塩相当量1.3g

作り方

1 メヒカリは頭と内臓を除いて洗い、水けをよくふく。

2 bは混ぜ合わせる。

3 1に塩をふって小麦粉を薄く全体にまぶす。160℃に熱した揚げ油で3分ほど揚げ、とり出す。油の温度を180℃に上げ、表面がカリッとするまで二度揚げする。

4 水菜とメヒカリを混ぜて器に盛り、2をかける。

カルシウム memo
メヒカリや小ぶりなアジ、ワカサギは、丸ごと揚げて骨ごと食べられて、一度にカルシウムがとれる食材です。

二度揚げして骨ごとどうぞ！
身がやわらかいメヒカリを
うま味たっぷりで

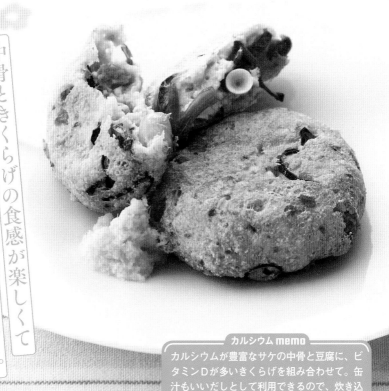

中骨ときくらげの食感が楽しくて
熱々がうれしい手作りがんも。

カルシウム memo

カルシウムが豊富なサケの中骨と豆腐に、ビタミンDが多いきくらげを組み合わせて。缶汁もいいだしとして利用できるので、炊き込みごはんやスープにも使えます。

サケ中骨缶の
コリコリがんも

 1/2日分　カルシウム 465mg　 vitamin D

材料／2人分

サケの中骨水煮缶 ……… ½缶(90g)
もめん豆腐 …………… ½丁(200g)
きくらげ(もどす) …………… 乾5g
塩 ……………………………… 少量
ゆでた枝豆 …… さやから出して40g
かたくり粉 …………………… 大さじ2
揚げ油
しょうがのすりおろし ………… 適量

1人分231kcal　食塩相当量1.2g

作り方

1 豆腐はキッチンペーパーに包んで重石をしてしっかりと水きりする。サケの中骨は汁けをきる。

2 きくらげは細く切る。

3 ボールに1と塩を入れて混ぜ、2と枝豆、かたくり粉を加えて混ぜる。4等分して円形にまとめる。

4 180℃の油に静かに入れ、3〜4分揚げる。器に盛り、しょうがを添える。

・好みでしょうゆをつけて食べる。

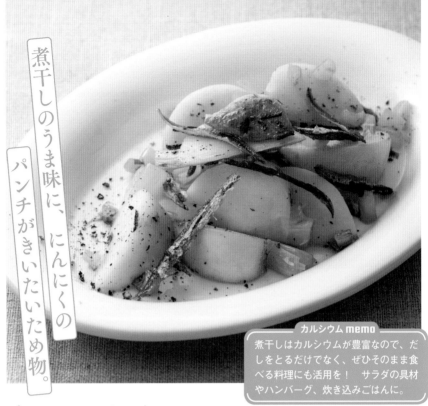

煮干しのうま味に、にんにくのパンチがきいたいため物。

煮干しとかぶの
ガーリックソテー

1/3日分　カルシウム **289mg**

材料／2人分

煮干し（★下処理をする）	10本
かぶ	3個（約240g）
かぶの葉	30g
にんにく	1かけ
オリーブ油	小さじ2
白ワイン	大さじ2
塩・あらびき黒こしょう	各少量

1人分104kcal　食塩相当量0.7g

★下処理

からいりしてから使うと生臭さがなくなります。頭を除き、背中から半分に割って黒いはらわたを除いたら、フライパンに入れて弱めの中火にかけ、揺すりながらパリパリの状態になるまでいります。

作り方

1 かぶは皮つきのまま6等分のくし形に切る。かぶの葉は小口切りにする。にんにくは包丁の腹を押し当ててつぶす。

2 フライパンにオリーブ油とにんにく、煮干しを入れて中火にかける。香りが立ったらかぶを入れ、軽く焼き色がつくまで焼く。

3 白ワインと塩を加え、かぶが少し透き通るまでいためたら、かぶの葉を加えてさっといためる。器に盛り、あらびき黒こしょうをふる。

50

かぶとじゃこの卵チャーハン

1/3日分 　カルシウム 256mg 　vitamin D 　vitamin K

材料／2人分

かぶ	2個（160g）
かぶの葉	50g
油揚げ	1枚（40g）
卵	2個
ごま油	小さじ2
ちりめんじゃこ	30g
温かいごはん	300g
a しょうゆ	小さじ1
塩・こしょう	各少量

1人分509kcal　食塩相当量2.0g

カルシウム memo

イワシの稚魚をゆでて干したちりめんじゃこは、イワシの栄養がまるごととれます。かぶの葉はカルシウムもビタミンKも特に多い野菜です。

作り方

1 かぶは皮をむいて1cm角に切る。かぶの葉はあらみじんに切る。油揚げは1cm角に切る。卵は割りほぐす。

2 フライパンにごま油小さじ1を中火で熱し、卵を流し入れる。菜箸で混ぜて半熟状になったら一度とり出す。

3 フライパンに残りのごま油を入れ、油揚げをいためる。カリッとなったらちりめんじゃことかぶを加えて2分ほどいため、かぶの葉を加えて混ぜる。

4 ごはんを加えていため、卵を戻し入れていため合わせる。aで調味して器に盛る。

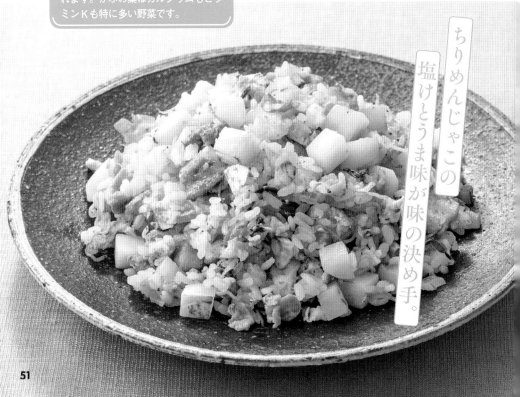

ちりめんじゃこの塩けとうま味が味の決め手。

朝食Before-After

「朝食は"おかずトースト"で カルシウム!」

いつもの食事を少し見直してみませんか。
トーストを、"おかずトースト"にバージョンアップすれば、
栄養バランスもよくなって、カルシウムもアップします!

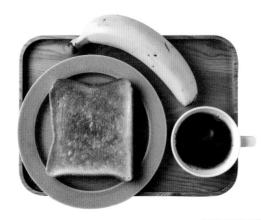

いつもの朝食

バタートースト
＋
バナナ
＋
コーヒー

1食分344kcal　食塩相当量1.0g

たんぱく質	カルシウム
7.4g	**30mg**

おかずトースト：
ミニトマト＆ハム＆
チーズをプラス

ヨーグルトを
プラス

バージョンUP朝食

ミニトマト＆ハム＆
チーズトースト
＋
バナナ
＋
コーヒー
＋
ヨーグルト
（ジャム5g入り）

1食分442kcal　食塩相当量1.9g

たんぱく質	カルシウム
18.6g	**269mg**

カルシウム239mgアップ！
1/3日分

栄養充実朝ごはん♪

食パンにくぼみを作って具を入れて、
牛乳入りの卵液を流し込んで
チーズをのせ、トースターへ。
牛乳とチーズでカルシウムたっぷり、
たんぱく質もしっかりとれる
栄養充実の朝ごはんです。

おかずトーストバリエーション
アボカドとサーモンの
キッシュ風トースト

1/3日分　カルシウム 226mg

材料／2人分

食パン（5枚切り）	2枚
アボカド	½個（70g）
スモークサーモン	1〜2枚（50g）
a（混ぜる） 卵	1個
牛乳	¼カップ
塩	少量
ピザ用チーズ	50g
あらびき黒こしょう	少量

1人分455kcal　食塩相当量1.7g

作り方

1 食パンは耳の内側に四角く切り込みを入れ、内側を指で下に押しつぶす（写真）。

2 アボカドとサーモンは食べやすく切り、**1**に半量ずつのせ、**a**を流し込む。ピザ用チーズを散らし、こしょうをふる。オーブントースターで7〜8分焼く。

・焼くときにアルミ箔を敷いた上にのせれば、万一もれても掃除がラク。

Point ひとくふうでおかずがたっぷり入ります！

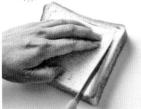

貫通しないように浅く刃を入れる

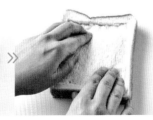

切り込みを入れた内側をつぶしてへこませる

53

その
3

やっぱりすごいぞ！

大豆・大豆製品レシピ

大豆や大豆製品は、カルシウム源としても優等生！たんぱく質や鉄も豊富です。植物性の良質なたんぱく質や鉄も豊富です。厚揚げや油揚げは、揚げてあるのでカロリーは高め。油抜き（ざるにのせて熱湯をまわしかける）をするとよいでしょう。

カルシウム
214mg

揚げ大豆
ミートボール

材料／2人分

ゆで大豆	150g
牛豚ひき肉	50g
玉ねぎのみじん切り	¼個分（50g）
にんにくのみじん切り	1かけ分
揚げ油	
a ブロッコリー（ゆでる）	30g
レモンのくし形切り（半分に切る）	1切れ
b 練り白ごま	20g
オリーブ油	小さじ1
しょうゆ	小さじ⅓

1人分284kcal　食塩相当量0.6g

作り方

1 大豆とひき肉はフードプロセッサーに入れ、なめらかになるまで攪拌してボールに移す。玉ねぎとにんにくを加えてよく混ぜ合わせ、10等分にして丸める。

2 揚げ油を180℃に熱し、**1** を入れて色よくなるまで3分ほど揚げる。

3 器に盛って**a** を添え、混ぜ合わせた**b** をかける。

カルシウムmemo

大豆にはカルシウムのほか、食物繊維、鉄、骨からのカルシウムの流出を防ぐ働きをするイソフラボンも豊富です。レモンに多いビタミンCも骨に欠かせない栄養素です。

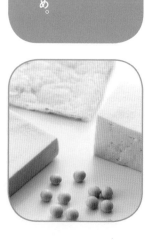

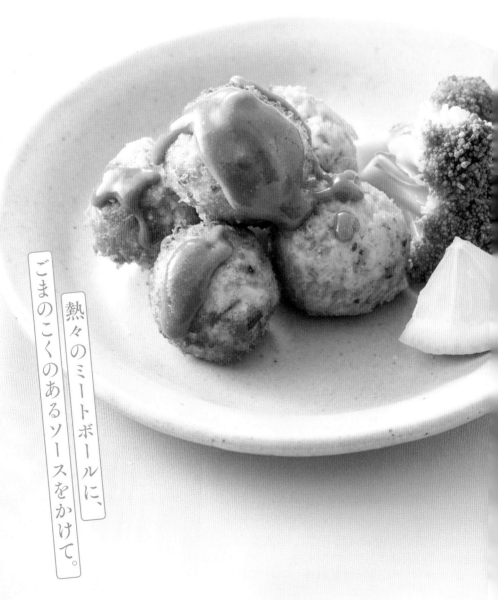

熱々のミートボールに、ごまのこくのあるソースをかけて。

55

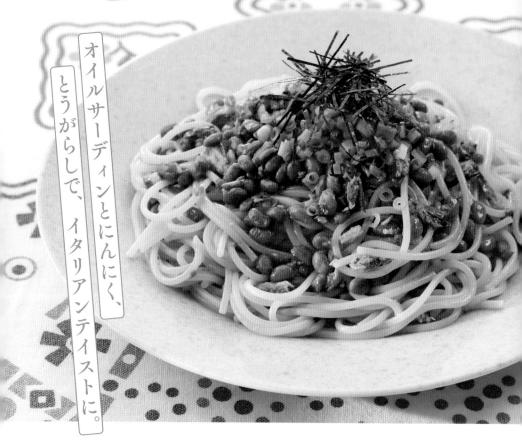

オイルサーディンとにんにく、とうがらしで、イタリアンテイストに。

納豆サーディンパスタ

カルシウム **139mg**　vitamin **K**

材料／1人分

スパゲティ ………………… 乾100g

a 納豆 ………………… 1パック(50g)

　オイルサーディン(缶詰め)

　………………… 3枚(20g)

　にんにくのすりおろし・

　　赤とうがらし(小口切り) …各少量

　オリーブ油・めんつゆ(3倍濃縮)

　………………… 各大さじ1

小ねぎ(小口切り) ………… 3本

刻みのり ………………… 少量

1人分691kcal　食塩相当量2.4g

作り方

1 ボールに **a** と半量の小ねぎを入れ、サーディンがほぐれるように混ぜる。

2 スパゲティは袋の表示どおりに塩湯でゆでる。ざるにあげて湯をきり、**1** に加えて混ぜる。器に盛り、残りの小ねぎとのりをのせる。

カルシウム memo

納豆はカルシウムをちょい足しできるうえ、カルシウムの骨へのとりこみを助けるビタミンK含有量がダントツ＆骨折予防におすすめ！

ほうれん草と絹ごし豆腐の冷たいポタージュ

カルシウム **124mg**　vitamin **K**

材料／2人分

ほうれん草	150g
絹ごし豆腐	1丁（300g）
顆粒ブイヨン	小さじ½
塩	小さじ⅓
あらびき黒こしょう	少量

1人分100kcal　食塩相当量1.2g

作り方

1 ほうれん草は熱湯でゆで、水けを絞ってざくざくと切る。なべに湯1カップを沸かしてほうれん草を入れ、ふたをして約2分ゆでる。

2 1とブイヨン、豆腐をミキサーに入れてなめらかに攪拌し、塩で味をととのえる。冷蔵庫で冷やし、器に盛ってこしょうをふる。

カルシウム memo

豆腐はカルシウムと鉄、たんぱく質が豊富。一方、豆乳にはカルシウムはほとんど含まれません。でもどちらも脂肪は少なくて植物性のため、コレステロールが気になる人にも安心。

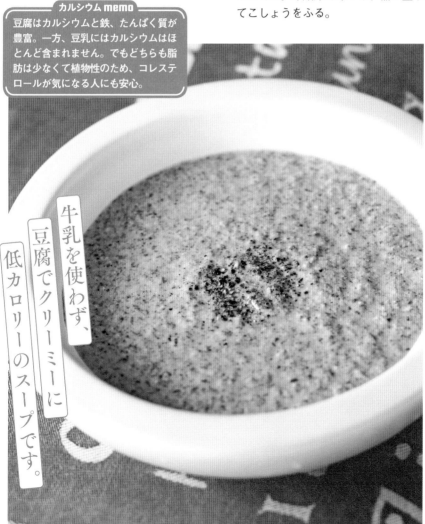

牛乳を使わず、豆腐でクリーミーに低カロリーのスープです。

厚揚げとアボカドの
わさびじょうゆサラダ

カルシウム
167mg

材料／2人分

厚揚げ ……………………… 1枚（130g）
アボカド ………………… ½個（60g）
トマト …………………… 小1個（100g）
紫玉ねぎ ………………… ⅛個（20g）
a しょうゆ …………… 小さじ1½
│ 練りわさび ………… 小さじ⅔

1人分161kcal　食塩相当量0.8g

作り方

1 厚揚げはざるにのせ、熱湯をまわし
かけて油抜きをする。16等分のさい
ころ状に切る。

2 アボカドは皮をむき、トマトはへた
を除き、それぞれ1.5cm角に切る。紫
玉ねぎは横に薄切りにする。

3 ボールにaを入れて混ぜ、**1**と**2**を
加えてあえ、器に盛る。

カルシウムmemo

豆腐のうま味と油揚げのコクを兼ね備えた厚
揚げ。100gあたりのカルシウムは豆腐の約
3倍！　ただしカロリーも脂質も約2倍。

厚揚げと野菜の彩りが美しい和風サラダです。

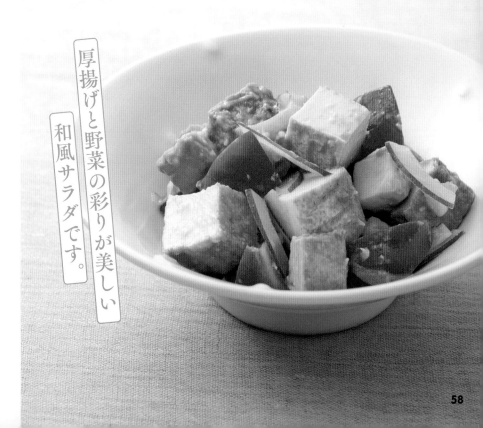

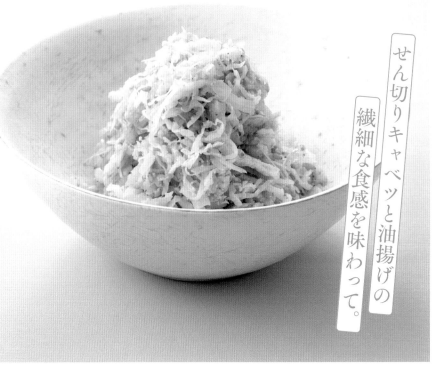

せん切りキャベツと油揚げの繊細な食感を味わって。

キャベツと油揚げの ごま酢あえ

カルシウム
204mg

材料／2人分

キャベツ ………………… ¼個（250g）

油揚げ ……………………………… 30g

a すり白ごま …………………… 大さじ3

うす口しょうゆ・酢…… 各大さじ½

1人分135kcal 食塩相当量0.7g

作り方

1 キャベツはせん切りにする。油揚げは3cm長さのせん切りにする。

2 なべに湯を沸かし、キャベツ、油揚げの順にさっとゆで、ざるにあげる。さめたら水けを軽く絞る。

3 ボールにaを入れて混ぜ、2を加えてよくあえ、器に盛る。

カルシウム memo

油揚げはコクとうま味があって、ベーコンのような存在。ゆでて油抜きするとカルシウムは若干減りますが、味がしみ込みやすくなります。

今晩のお楽しみ☆

「おつまみでも、
おいしくカルシウム!」

お酒を楽しみながら、カルシウムだってちゃんととれてしまう、
そんな、しっかりもののおつまみです。

マンゴー＆モッツァレラチーズ

カルシウム
89mg

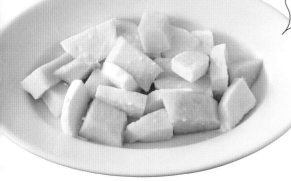

おつまみの定番、
チーズはカルシウムが多いけれど
高カロリーで塩分も高め。
野菜やフルーツを組み合わせれば、
食べすぎも防げて、骨作りに役立つ
ビタミン類もとることができます。

材料と作り方／2人分
マンゴー80gとモッツァレラチーズ50gは一口大に切って器に盛り、塩少量をふる。
1人分95kcal　食塩相当量0.4g

アボカド＆ごまメープル

カルシウム
81mg

ごまはカルシウムがたっぷり。
練りごまとメープル、
やみつきになる組み合わせです。
塩分ゼロもうれしいおつまみ。

材料と作り方／2〜3人分
アボカド1個（140g）は種を除いて皮をむき、1cm厚さに切って器に盛る。練り白ごま・メープルシロップ各大さじ1を混ぜ合わせてかける。
1人分（1/3量）142kcal
食塩相当量0g

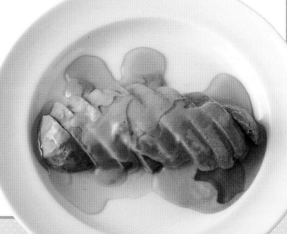

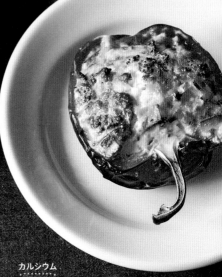

パプリカをカップに
ブロッコリーとハムを詰めて、
野菜の栄養もしっかりとれるおつまみに。
牛乳と粉チーズがカルシウム源になります。

パプリカのミルクキッシュ カルシウム 108mg

材料／2人分
赤パプリカ ………… 小1個（120g）
ロースハム …………… 2枚（20g）
ブロッコリー ………………… 30g
a とき卵 ………… 1個分（50g）
　牛乳 …………………… 大₃3
　粉チーズ …………… 大₃1½
　塩 …………… ひとつまみ（0.3g）
　こしょう ………………… 少量
1人分117kcal　食塩相当量0.7g

作り方
1 オーブンを200℃に予熱する。
2 パプリカはへたをつけたまま縦半分に切り、種を除く。ハムとブロッコリーは1cm角に切る。
3 ボールに **a** を混ぜ合わせ、ハムとブロッコリーを加えて混ぜる。
4 天板にオーブンシートを敷き、パプリカをのせて **3** を等分に流し入れる。
5 200℃のオーブンで25分ほど焼く。

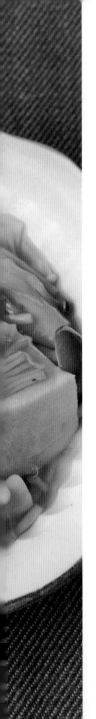

カルシウム
132mg

凍り豆腐の
エビきのこあん

材料／2人分

凍り豆腐 ················	2個(乾32g)
無頭エビ(殻つき) ········	4尾(80g)
えのきたけ・しめじ類 ········	各50g
a だし ······················	1カップ
酒 ······················	大さじ1
砂糖 ······················	小さじ2
b 塩 ······················	小さじ¼
しょうゆ ··················	小さじ½
c かたくり粉 ··············	大さじ1
水 ······················	大さじ2

1人分159kcal 食塩相当量1.4g

作り方

1 凍り豆腐はボールに入れて熱湯を注ぎ、落としぶたをして5分ほどおいてもどす。水を注いでさまし、水けを絞る。それぞれ4つに切る。

2 エビは殻をむいて背わたを除き、あらくたたき刻む。

3 えのきたけは石づきを除いて長さを4等分に切ってほぐす。しめじは石づきを除いて小房に分ける。

4 なべに**a**を入れて中火で煮立て、**1**を加えてふたをし、煮立ったら弱火にして5分ほど煮る。

5 **b**と**2**、**3**を加えてさらに5分煮、**c**を混ぜて加え、とろみをつける。

凍り豆腐は、水より熱湯でもどすほうが、早くもどり、ふっくらとした食感になる。「湯もどし不要」タイプも便利。

その**4**

乾物レシピ

じつは貴重なカルシウム源！

切り干し大根や凍り豆腐、ごまなど、昔ながらの乾物は、じつはカルシウムを豊富に含みます。日本の伝統食品の底力を再発見です！

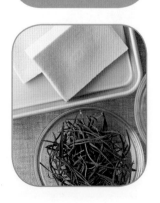

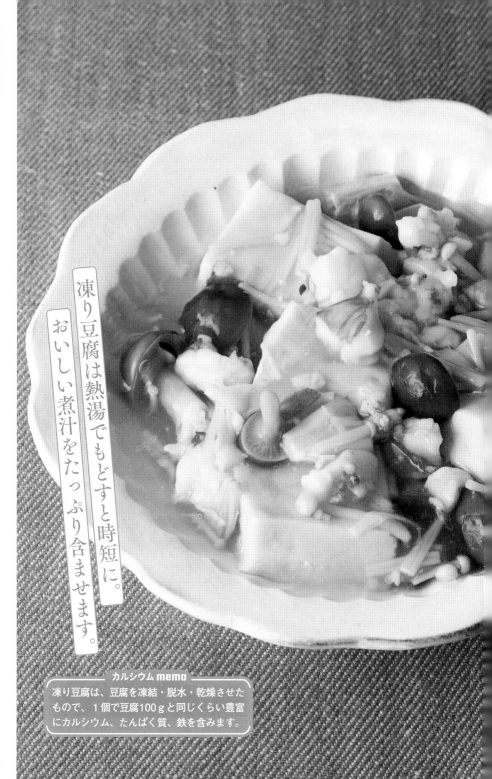

凍り豆腐は熱湯でもどすと時短に。

おいしい煮汁をたっぷり含ませます。

カルシウム memo

凍り豆腐は、豆腐を凍結・脱水・乾燥させたもので、1個で豆腐100gと同じくらい豊富にカルシウム、たんぱく質、鉄を含みます。

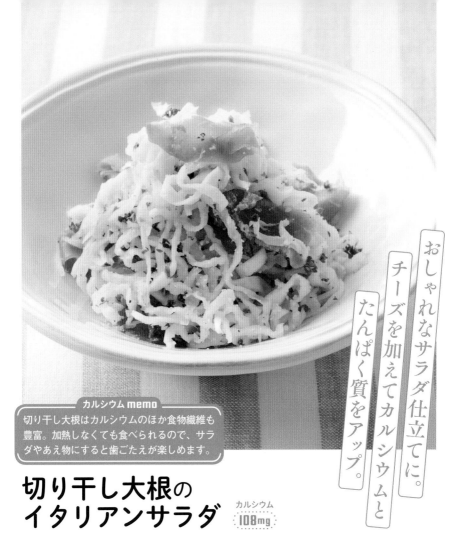

カルシウム memo
切り干し大根はカルシウムのほか食物繊維も豊富。加熱しなくても食べられるので、サラダやあえ物にすると歯ごたえが楽しめます。

おしゃれなサラダ仕立てに。チーズを加えてカルシウムとたんぱく質をアップ。

切り干し大根の
イタリアンサラダ

カルシウム
108mg

材料／2人分

切り干し大根	乾30g
生ハム	20g
にんにくの薄切り	2枚
a レモン果汁	大さじ½
オリーブ油	小さじ1
塩・こしょう	各少量
パセリのみじん切り	大さじ1
粉チーズ	小さじ2

1人分103kcal　食塩相当量0.8g

作り方

1 切り干し大根はもみ洗いし、たっぷりの水に浸してもどし、水けを絞る。食べやすい長さに切る。

2 生ハムは食べやすく裂く。

3 にんにくはみじん切りにし、**a**と混ぜ合わせる。

4 **3**に**1**を入れて混ぜ、パセリ、チーズ、**2**を加えてあえる。

こんぶのタラコ煮

カルシウム
148mg

材料／2人分

刻みこんぶ ························· 乾30g
タラコ ····························· 40g
だし ······························ ½カップ
酒 ·································· 大さじ1
みりん ····························· 小さじ2

1人分53kcal　食塩相当量1.3g

作り方

1 刻みこんぶはさっと洗い、水に浸してもどし、水けをきる。

2 タラコは薄皮を除いてあらくほぐす。

3 なべにだし、酒、1を入れて中火にかけ、こんぶがやわらかくなるまで5分ほど煮る。みりんと2を加え、混ぜながらタラコに火を通す。

カルシウム memo
刻みこんぶは乾10gあたりのカルシウムが100mgでひじきとほぼ同量。煮物などを作りおきすれば、いつでも食べられて便利です。

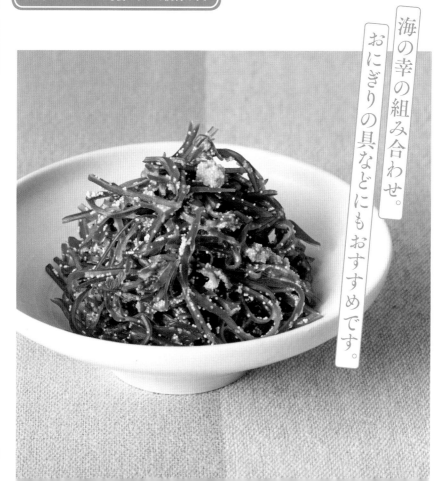

海の幸の組み合わせ。おにぎりの具などにもおすすめです。

青梗菜と干しエビの中国風煮浸し

1/3日分　カルシウム **293mg**　vitamin **K**

材料／2人分

青梗菜（ちんげんさい）	2株（300g）
干しエビ	大さじ½
水	1カップ
オイスターソース・酒	各大さじ½

1人分23kcal　食塩相当量0.7g

カルシウム memo

カルシウムの宝庫干しエビは、調味料代わりにもなります。水でもどして、もどし汁ごと使います。

作り方

1 干しエビは分量の水につけてもどす。

2 青梗菜は4cm長さに切り、根元は縦6〜8等分に切る。

3 なべに**1**と酒を入れて煮立て、**2**を加えてさっと煮、オイスターソースで調味する。

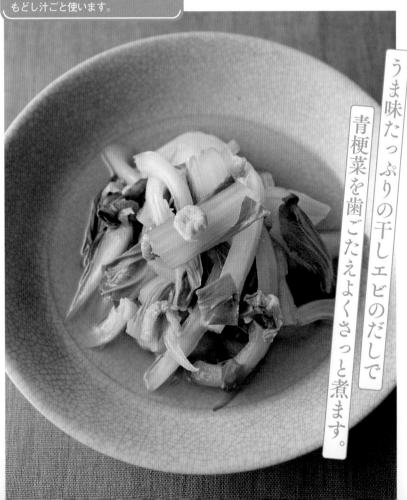

うま味たっぷりの干しエビのだしで青梗菜を歯ごたえよくさっと煮ます。

ごまだれ3種 和洋中

すったごまは香りが豊かで
コクもアップ！

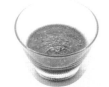

カルシウム
75mg

ピリ辛
ごま酢だれ

材料と作り方／作りやすい分量（約大さじ4）
いり白ごま大さじ2はすりつぶし、赤とうがらし
¼本はみじん切りにする。しょうゆ大さじ1、酢
大さじ½、砂糖・ごま油各小さじ1、練りがらし小
さじ⅙とともに小容器に入れて混ぜ合わせる。
½量70kcal　食塩相当量1.4g

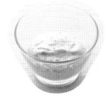

カルシウム
102mg

ごまチーズ
クリーム

材料と作り方／作りやすい分量（約大さじ8）
いり白ごま大さじ2はすりつぶす。カテージチー
ズ（クリームタイプ）40g、プレーンヨー
グルト大さじ2、レモン果汁・オリーブ油各小
さじ1、はちみつ小さじ½、こしょう少量をよく
混ぜてから、ごまを加えて混ぜ合わせる。
½量91kcal　食塩相当量0.2g

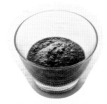

カルシウム
81mg

ごまみそ
だれ

材料と作り方／作りやすい分量（約大さじ4）
いり黒ごま大さじ2はすりつぶす。みそ大さじ1、
砂糖・酒各小さじ1、だし小さじ2を耐熱容器に
合わせてよく混ぜ、ラップをかけずに電子レン
ジ（600W）で20秒加熱し、ごまを加え
て混ぜ合わせる。
1/2量62kcal　食塩相当量1.1g

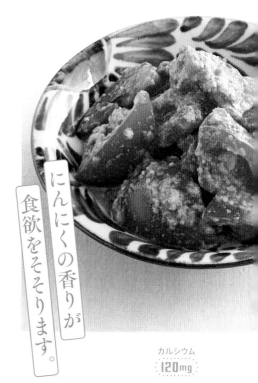

にんにくの香りが
食欲をそそります。

カルシウム
120mg

トマトのごまあえ

材料／2人分

トマト	……………	2個（300g）
a すり白ごま	…………	大さじ3
ごま油	…………………	小さじ1
おろしにんにく・塩	……	各小さじ⅓
こしょう	…………………	少量

1人分103kcal　食塩相当量0.8g

作り方

1 トマトは一口大の乱切りにする。
2 ボールにaを合わせ、1を加えて
あえる。

カルシウム memo
いりごま、すりごまのカルシウムは大
さじ1で約70mgに。

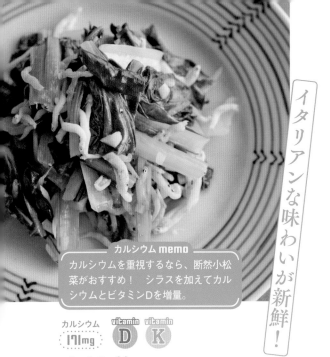

合わせる素材で魅力度アップ！

青菜レシピ

青菜類はカルシウムを多く含む野菜。身近なもので特に多いのは、小松菜、春菊、水菜、青梗菜、モロヘイヤ、大根の葉、かぶの葉、菜の花——ごま、サクラエビ、シラス干しなどを合わせることで、カルシウムが豊富な素材。カルシウムがますますアップ。

イタリアンな味わいが新鮮！

カルシウム memo
カルシウムを重視するなら、断然小松菜がおすすめ！ シラスを加えてカルシウムとビタミンDを増量。

カルシウム **171mg**　**vitamin D**　**vitamin K**

小松菜とシラスの ペペロンチーノ

材料／2人分

小松菜	150g
シラス干し	40g
にんにくのみじん切り	小1かけ分
赤とうがらし（斜め半分に切る）	1本
オリーブ油	小さじ2
塩	少量

1人分76kcal　食塩相当量1.1g

作り方

1 小松菜は4cm長さに切る。

2 フライパンにオリーブ油とにんにく、とうがらしを入れて中火で熱し、にんにくが軽く色づいてきたら1を加えてさっといためる。

3 シラスを加えて混ぜ、全体になじんだら塩で味をととのえる。

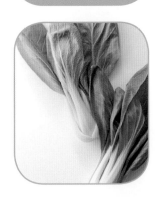

青梗菜のマヨぽん

カルシウム
116mg

材料／2人分

青梗菜（ちんげんさい）……………… 2株（200g）
マヨネーズ …………………… 大さじ1
ポン酢しょうゆ（市販品）……小さじ1
サクラエビのふりかけ（★）…小さじ1

1人分57kcal　食塩相当量0.4g

★サクラエビのふりかけ
サクラエビ乾5gを電子レンジ（600W）で
約1分加熱し、手でもんで細かく砕く。

作り方

1 青梗菜は食べやすく切る。熱湯でゆ
でて水にとり、水けを絞る。
2 ボールにマヨネーズとポン酢を合わ
せ、1を加えてあえる。器に盛り、サ
クラエビのふりかけを散らす。

カルシウムmemo
青梗菜もカルシウムが多くて使いやすい青菜。
アクが少なく汁物やいため物にするときに下
ゆでなしに使えるので、栄養素の損失もその
分少ないのがうれしい。

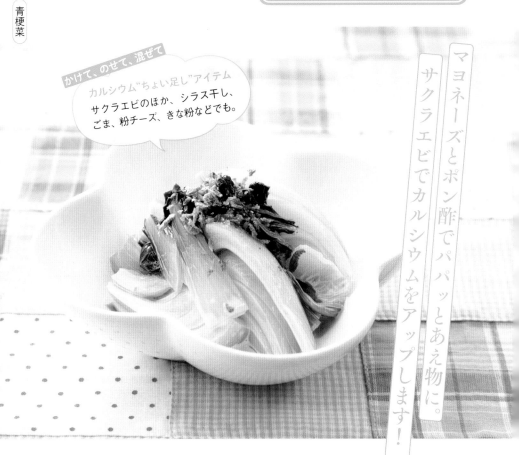

かけて、のせて、混ぜて
カルシウム"ちょい足し"アイテム
サクラエビのほか、シラス干し、
ごま、粉チーズ、きな粉などでも。

マヨネーズとポン酢でパパッとあえ物に。

サクラエビでカルシウムをアップします！

とろとろモロヘイヤ豆腐

 カルシウム 215mg　vitamin K

材料／2人分

絹ごし豆腐 ……………… 小1丁(200g)
モロヘイヤ ……………… 1束(100g)
a 顆粒和風だし …………… 小さじ½
　水 ……………………… 大さじ4
塩 ……………………………… 少量
わさび ………………………… 適量

1人分96kcal　食塩相当量0.9g

作り方

1 モロヘイヤは葉を摘み、熱湯でさっとゆでて水にさらす。水けを絞って細かく刻み、aを加え、塩で味をととのえる。

2 豆腐を4つに切って器に盛り、まわりに1を流し入れる。豆腐にわさびをのせる。

カルシウムmemo

モロヘイヤは100gあたりのカルシウムが260mgと、青菜の中でも抜群に多いのが特徴。ビタミンK・C、葉酸もとても多く、骨にとってはぜひ活用したい野菜です。

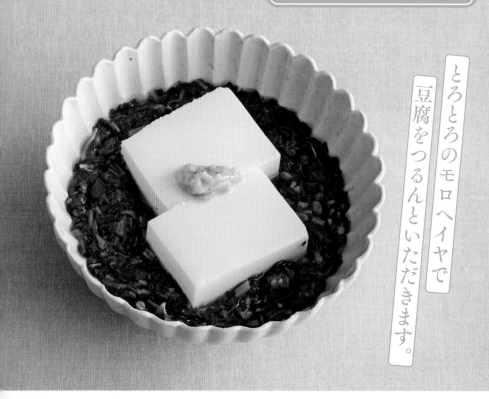

とろとろのモロヘイヤで豆腐をつるんといただきます。

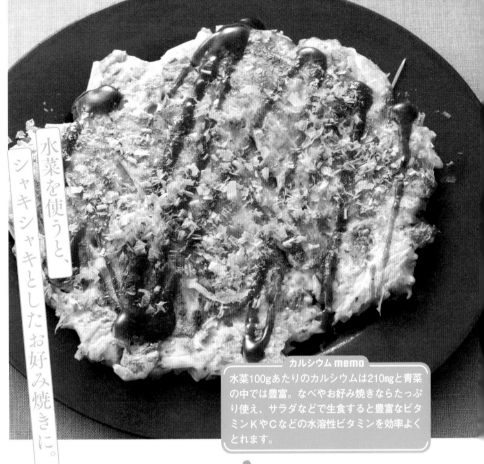

水菜を使うと、シャキシャキとしたお好み焼きに。

カルシウム memo
水菜100gあたりのカルシウムは210mgと青菜の中では豊富。なべやお好み焼きならたっぷり使え、サラダなどで生食すると豊富なビタミンKやCなどの水溶性ビタミンを効率よくとれます。

水菜のお好み焼き

1/3日分　カルシウム 257mg　

材料　2人分

水菜	4〜5株(200g)
豚バラ薄切り肉	150g
a 小麦粉	100g
とき卵	1個分
長芋(すりおろす)	150g
だし	大さじ4
揚げ玉(市販品)	大さじ3
塩	小さじ¼
サラダ油	大さじ½
中濃ソース・削りガツオ	各適量

1人分672kcal　食塩相当量1.5g

作り方

1 水菜は根元を切り除き、2cm長さに切る。豚肉は10cm長さに切る。

2 ボールにaを入れて混ぜ合わせ、水菜を加えてさっくりと混ぜる。

3 フライパンにサラダ油½量を中火で熱し、豚肉½量を並べる。2を½量入れて広げ、ふたをして3分ほど焼く。焼き色がついたら裏返し、さらに2分ほど焼いて、とり出す。残りも同様に焼く。器に盛り、ソースと削りガツオをかける。

地味だけど実力派

「みそ汁だって、 "カルシウムおかず"!」

みそ汁は、「カルシウム源になる食材」を
いろいろ入れやすいアイテムです。

じつは貴重なカルシウム源♪

みそ汁は油揚げや豆腐などの
大豆製品、青菜、アサリなど、
カルシウムを多く含む食材を使うので、
一日にとりたいカルシウム量の
1/3近く(200mg)をとれる
料理なのです。

油揚げと
煮干しのみそ汁

カルシウム
194mg

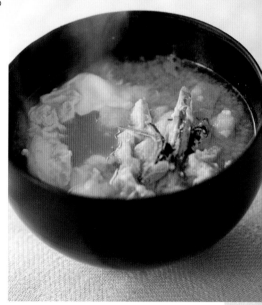

材料／2人分

油揚げ（1cm幅に切る）…… 1枚 (30g)
α 煮干し ……… 10g 　水 ……… 2ｶｯﾌﾟ
卵 ……………………………………… 2個
みそ ………………………………… 大さじ1

1人分178kcal　食塩相当量1.5g

作り方

1 なべにαを入れ、10分ほどおく。
2 1を火にかけて温め、油揚げを加え
て煮る。みそをとき入れ、卵を割り落
とす。

---- 油揚げ + 煮干し + 卵 ----

だしの煮干しも立派なカルシウム源。
まるごと食べやすい小ぶりのタイプを使います。

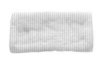 + 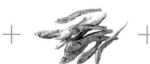 +

## PART 3

"コッコツ習慣に！"

カルシウムたっぷり常備菜

アイコンに注目！

1/3日分の
カルシウムが
とれる！

1/3日分

いっしょにとれる！

vitamin
D

1人分で
これだけとれる！

カルシウム

○mg

アイコンの説明は
14ぐ〜にあります

カルシウムはとりだめができない栄養素。
だからたいせつなのは毎日コツコツとり続けること。
日々の食事を陰でサポートしてくれる、
あると安心！ 頼りになる常備菜をご紹介します。

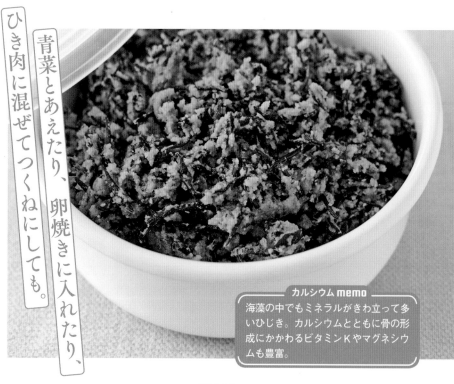

青菜とあえたり、卵焼きに入れたり、ひき肉に混ぜてつくねにしても。

おからひじき煮 　カルシウム 65mg

材料／作りやすい分量
（でき上がり約180g）

芽ひじき……乾15g（もどして150g）
生おから………………………120g
ごま油………………………大さじ1
α だし………………………… 1ヵッ
│ みりん・酒……………各大さじ1
しょうゆ…………………大さじ1½

1/4量78kcal　食塩相当量1.1g

作り方

1 ひじきはたっぷりの水でもどし、水けをきる。

2 なべにごま油を中火で熱し、おからと1をいためる。油がまわったらαを加えてさっと混ぜ、しょうゆを加えて汁けがなくなるまでいり煮にする。さめたら保存容器に入れる。

保存の目安　冷蔵で3〜4日

忙しい朝におすすめ！

おからひじき煮とシラスの混ぜごはん

カルシウム 100mg　vitamin D

材料と作り方／2人分

温かいもち麦ごはん（白米3に対してもち麦1の割合で炊いたもの。普通のごはんでもOK）150gに「おからひじき煮」100gとシラス干し30gを混ぜる。

1人分214kcal　食塩相当量1.7g

ARRANGE

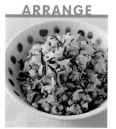

きのこのさっと煮浸し

カルシウム
153mg

材料／作りやすい分量
（でき上がり約690g）

しめじ類・まいたけ・生しいたけ・
なめこなど好みのきのこ
……………………… 合わせて600g

α 干しエビ ……………… 乾30g
｜湯 ……………………… ½カップ

塩 ……………………… 小さじ½

50gで12kcal　食塩相当量0.3g

作り方

1 きのこはそれぞれ石づきがあれば除く。しめじとまいたけはほぐし、しいたけは薄切りにする。

2 α は合わせて10分ほどおく。

3 フライパンに 1 と 2、塩を入れ、ふたをして強火にかける。煮立ったら中火で5～6分煮る。火を消してそのまさまし、保存容器に入れる。

保存の目安 冷蔵で3～4日

カルシウム memo
カルシウムのポイントはたっぷり入れた干しエビ。きのこのうま味との相乗効果で、いろいろな料理の味と栄養価がグレードアップ！　ちりめんじゃこやサクラエビでもOK。

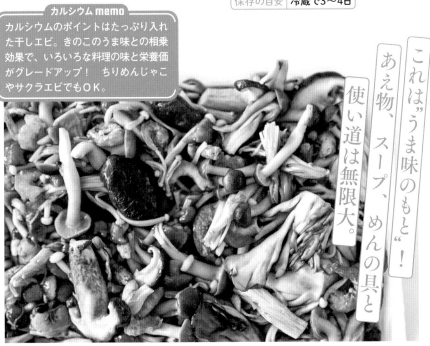

これは"うま味のもと"！
あえ物、スープ、めんの具と
使い道は無限大。

きのこの炊き込みごはん

滋味豊かな
ごはんです。

ARRANGE

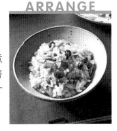

材料と作り方／2人分×2回
通常の浸水をした米2合に「きのこのさっと煮浸し」の浸し汁大さじ2と塩小さじ½を加えて普通に炊き、「きのこのさっと煮浸し」200g（汁けをきる）を加えてさっくりと混ぜる。

カルシウム
182mg

1人分283kcal　食塩相当量0.9g

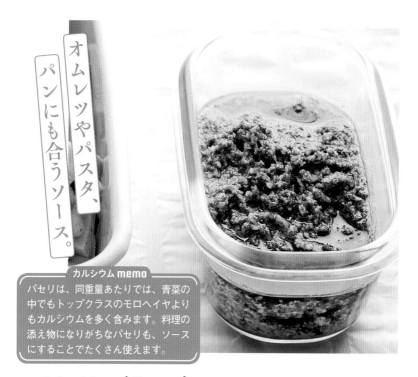

オムレツやパスタ、パンにも合うソース。

カルシウムmemo

パセリは、同重量あたりでは、青菜の中でもトップクラスのモロヘイヤよりもカルシウムを多く含みます。料理の添え物になりがちなパセリも、ソースにすることでたくさん使えます。

パセリと松の実の
ジェノベーゼ風ソース

カルシウム
43mg

材料／作りやすい分量

パセリ	60g
松の実(生)	大さじ2
粉チーズ	20g
にんにく	2かけ
塩	小さじ¼
オリーブ油	¼カップ

大さじ1で65kcal　食塩相当量0.2g

作り方

全材料をフードプロセッサーに入れて撹拌する。

保存の目安 冷蔵で2〜3日

彩りも美しい!

オムレツのパセリソースがけ

ARRANGE

材料と作り方／1人分

卵1個に塩・こしょう各少量、牛乳大さじ1を加えてよく混ぜる。フライパンにバター大さじ1を熱して卵液を一気に加え、菜箸で大きく混ぜる。半熟状になったらオムレツの形に整え、器に盛って「パセリと松の実のジェノベーゼ風ソース」大さじ1½をかける。

カルシウム
111mg

1人分281kcal　食塩相当量1.0g

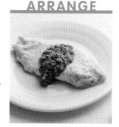

サケ中骨缶の リエット風

カルシウム **119mg**　vitamin **D**

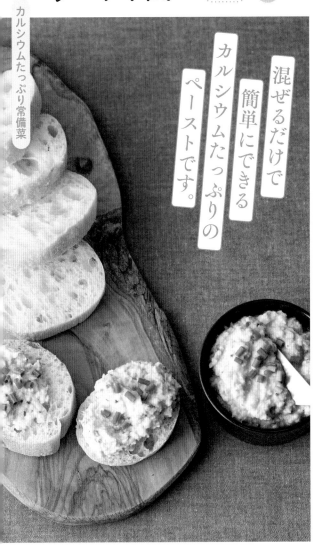

混ぜるだけで
簡単にできる
カルシウムたっぷりの
ペーストです。

材料／作りやすい分量
（でき上がり約160g）

サケ中骨水煮缶
　………… 1缶（180g）
無脂肪プレーンヨーグルト
　………………… 70g
玉ねぎのみじん切り ‥20g
にんにくのみじん切り
　……………… 1かけ分
ａ┌レモン果汁 …… 小さじ2
　│オリーブ油 …… 小さじ1
　└こしょう ……… 少量
粒入りマスタード ‥小さじ2
小ねぎのみじん切り2本分
フランスパン ……… 適量

1/4量105kcal
食塩相当量0.4g

作り方

1 ざるにペーパータオルを敷いてボールに重ね、ヨーグルトを入れ、1時間ほどおいてクリームチーズ程度のかたさに水きりする。

2 サケ缶は汁けをきって別のボールに入れ、スプーンなどでつぶしながらほぐし、**ａ**と**1**を加えて混ぜる。玉ねぎとにんにく、マスタードを加えてさらに混ぜる。

3 器に盛って小ねぎをのせる。フランスパンにのせて食べる。

冷蔵庫で保存して早めに食べきる

カルシウム memo
サケの中骨缶のカルシウムは100gあたり801mg（市販品の値）と、ほかの魚の水煮缶に比べて2〜3倍！

切り干し大根と油揚げ、干ししいたけのソースいため

カルシウム
69mg

材料／2人分×2回

切り干し大根(もどす)
…………………… 乾30g

油揚げ(短冊切り)
…………………… 1枚(30g)

干ししいたけ(もどす)
………………… 大2枚

赤パプリカ(細切り)
……………… ½個(60g)

サラダ油………… 小さじ2

a ウスターソース …大さじ1
しょうゆ ……… 小さじ1
切り干し大根のもどし汁
………………… ¼カッ

青のり …………… 少量

1人分88kcal
食塩相当量0.7g

作り方

1 切り干し大根はたっぷりの水につけてもどし(もどし汁はとりおく)、5cm長さに切る。干ししいたけは軸を切り除いて薄切りにする。

2 フライパンにサラダ油を熱し、**1**と油揚げ、パプリカを入れて中火でいため、全体に油がまわったら**a**を加え、汁けがなくなるまでいためる。保存容器などに入れ、青のりをふる。

保存の目安 | 冷蔵で3〜4日

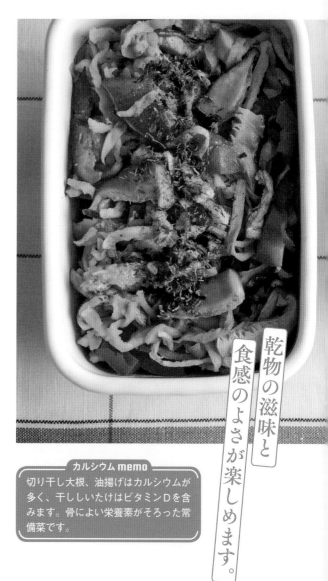

カルシウム memo
切り干し大根、油揚げはカルシウムが多く、干ししいたけはビタミンDを含みます。骨によい栄養素がそろった常備菜です。

乾物の滋味と食感のよさが楽しめます。

きくらげと豚肉の ごまいため

カルシウム **30mg** vitamin **D**

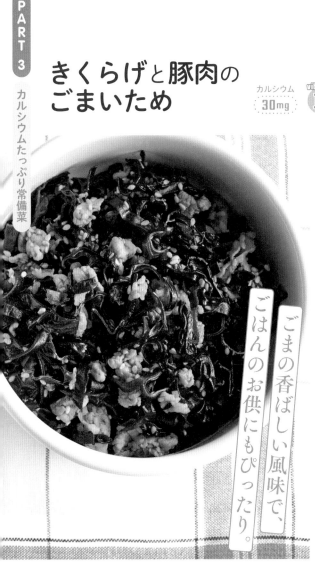

材料／2人分×2回

きくらげ……………… 乾20g
豚こま切れ肉 ……… 60g
ごま油 …………… 小さじ2
α みりん・しょうゆ
　　 …………… 各大さじ1
　 だし ……………… ⅓カップ
いり白ごま ……… 小さじ2

1人分80kcal
食塩相当量0.7g

作り方

1 きくらげは水でもどして石づきを除き、細切りにする。豚肉は細切りにする。

2 フライパンにごま油を熱し、豚肉を入れて中火でいため、肉の色が変わったらきくらげを加えてさっといためる。

3 αを加えて汁けがなくなるまでいため、ごまを加えて混ぜる。

保存の目安 冷蔵で3〜4日

ごまの香ばしい風味で、ごはんのお供にもぴったり。

カルシウム memo
きくらげはカルシウムとビタミンDがきのこの中では比較的多く、魚以外でビタミンDを含む貴重な食材です。女性に不足しがちな鉄も豚肉からしっかりとれる常備菜です。

アレンジ力抜群！

「干物 DE カルシウム！」

日持ちがして、扱いやすくて調理が簡単。
干物も便利なカルシウムアイテムです！

サバサンド

 カルシウム **82mg** vitamin **D**

材料／2組分

サバの干物 ………	半身大1枚（130g）
食パン（8枚切り）…………	4枚
レタス …………………	4枚（150g）
粒入りマスタード …………	小さじ2
┌ 紫玉ねぎ …………	1個（180g）
│ 塩 …………………	小さじ⅕
└ 酢 …………………	大さじ½
ケーパー…………………	10粒

1組分522kcal　食塩相当量3.0g

作り方

1 サバは魚焼きグリルなどでこんがり
と焼き、大きい骨があれば除いて長さ
を半分に切る。

2 レタスは洗って1枚を3等分し、水
けをきる。紫玉ねぎは繊維を断つよう
に横に薄切りにし、塩でもんでから水
で洗い、酢に10分ほどつける。

3 食パン1枚の片面にマスタード半量
を塗る。レタス3切れをのせ、水けを
ふいた紫玉ねぎとケーパーの各半量を
散らし、サバ1切れをのせる。レタス
3切れを重ね、食パン1枚ではさむ。
同様にもう1組作る。

4 ラップやワックスペーパーなどでし
っかりと包み、10分ほどおいておち
つかせ、半分に切って器に盛る。

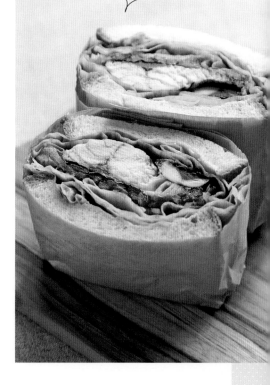

魚はカルシウムの吸収を助ける
ビタミンDが豊富。
干物を活用すれば、魚料理の
レパートリーがもっと広がるはず。
肉厚で脂がのったサバと、
酢玉ねぎやケーパー、
マスタードの酸味がマッチ！

PART 4

"今夜はこれに決まり！"

カルシウムたっぷり献立

アイコンに注目！

1/2日分の
カルシウムが
とれる！

1/3日分の
カルシウムが
とれる！

いっしょにとれる！

いっしょにとれる！

1人分で
これだけとれる！

アイコンの説明は
14ページにあります

毎日の献立、悩みますよね。
カルシウムたっぷり献立はいかがでしょう。
レンジを使ったエビチリや煮込み時間が短縮できるカレーなど、
スピーディーにできるものばかりです。

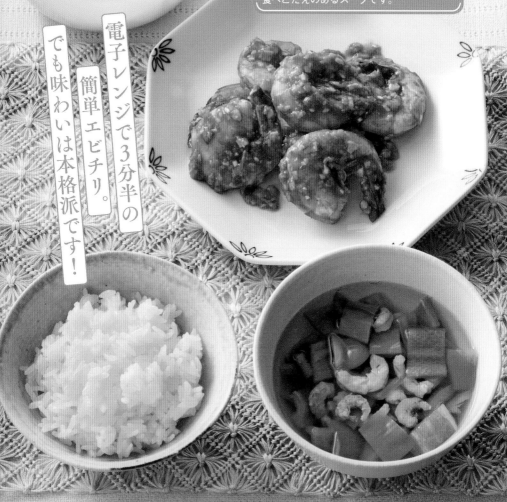

½日分のカルシウムがとれる！

エビチリの献立

1/2日分
カルシウム
583mg

火を使わずにできるエビチリに、糸こんにゃくの
低カロリーサラダ、カルシウムとうま味のぎっしり
詰まった干しエビのスープを組み合わせました。

カルシウム memo

この献立のカルシウム源は、なんといっても
干しエビがたっぷり入ったスープ。ピーマン
も1人分2個使ってビタミンCも補給できる、
食べごたえのあるスープです。

電子レンジで3分半の
簡単エビチリ。
でも味わいは本格派です！

1食分489kcal　食塩相当量3.0g

(主菜) # レンジエビチリ

カルシウム 77mg

材料／2人分

無頭エビ ………… 14尾（殻つき250g）
a 酒・かたくり粉 ……… 各大さじ½
油……小さじ1　こしょう……少量
b ねぎのみじん切り ………… 5cm分
にんにくのみじん切り・しょうがの
みじん切り ………… 各1かけ分
トマトケチャップ ……… 大さじ2
オイスターソース・しょうゆ・砂糖
………… 各小さじ1
豆板醤 ……………… 少量

1人分162kcal　食塩相当量2.0g

作り方

1 エビは塩水でよく洗い、殻つきのまま背に切り目を入れ、背わたを除く。耐熱ボールに入れて a を加え、よく混ぜる。

2 b を加え混ぜ、ラップをかけて電子レンジ（600W）で3分30秒加熱し、よく混ぜる。

(副菜) # 糸こんにゃくの中国風サラダ

カルシウム 65mg

材料／2人分

糸こんにゃく ………………200g
きゅうり ………………… 1本
にんじん………………⅓本（60g）
a しょうゆ・酢………… 各小さじ1
砂糖・ごま油………… 各小さじ½

1人分38kcal　食塩相当量0.6g

作り方

1 きゅうりとにんじんは斜め薄切りにしてからせん切りにする。

2 こんにゃくは食べやすい長さに切り、塩小さじ1ほどをふってよくもみ、熱湯で2〜3分ゆでてざるにあげ、キッチンペーパーでしっかり水けをふく。

3 ボールに a を入れて混ぜ合わせ、1 と 2 を加えてあえる。

(汁物) # ピーマンと干しエビのスープ

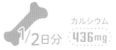

1/2日分

カルシウム 436mg

材料／2人分

ピーマン……………大4個（180g）
a 干しエビ ……………大さじ2
水 ……………… 1½カップ
b 塩………少量　酒……大さじ½

1人分38kcal　食塩相当量0.5g

作り方

1 ピーマンはへたと種を除き、1.5cm角に切る。

2 なべに a を入れて中火にかけ、2〜3分煮て 1 を加える。ひと煮立ちしたら b で味をととのえる。

(主食) # ごはん 150g

サバ缶カレーの献立

1/3日分

カルシウム
318mg

vitamin
D

野菜やきのこをたっぷりと盛り込めるカレーに、
手軽なサバの水煮缶を活用するので、さっと準備が整います。
エスニックな味わいがカレーにぴったりのサラダを組み合わせました。

 主菜 主食 **サバ缶
ココナツミルクカレー**

 1/3日分

カルシウム
277mg

vitamin
D

材料／2人分

サバ水煮缶 ………	1缶(汁ごと190g)
黄パプリカ …………	1個(200g)
しめじ類 …………	1パッ(100g)
α 玉ねぎのすりおろし ………	大さじ2
カレー粉 …………	小さじ2
塩 …………	小さじ1/3
ココナツミルク …………	150g
ごはん …………	300g

1人分592kcal　食塩相当量1.6g

作り方

1 パプリカはへたと種を除き、一口大に切る。しめじは石づきを除いて小房に分ける。

2 なべにサバを缶汁ごと入れ、**α** を加えて混ぜる。**1** とココナツミルクを加えてふたをし、中火で5〜6分煮る。

3 器にごはんと **2** を盛る。

副菜 **きゅうりと紫玉ねぎのサラダ**

カルシウム
41mg

材料／2人分

きゅうり …………	2本
紫玉ねぎ …………	1/2個(100g)
香菜(しゅんつぁい) …………	1株(10g)
α ナンプラー・レモン果汁・砂糖 …………	各小さじ1
おろしにんにく …………	少量

1人分44kcal　食塩相当量0.8g

作り方

1 きゅうりは縦半分に切ってから種の部分をスプーンでかきとり、斜め薄切りにする。紫玉ねぎは薄切りにする。香菜は葉を摘み、茎はみじん切りにする。

2 ボールに **α** を入れて混ぜ合わせ、**1** を加えてあえる。

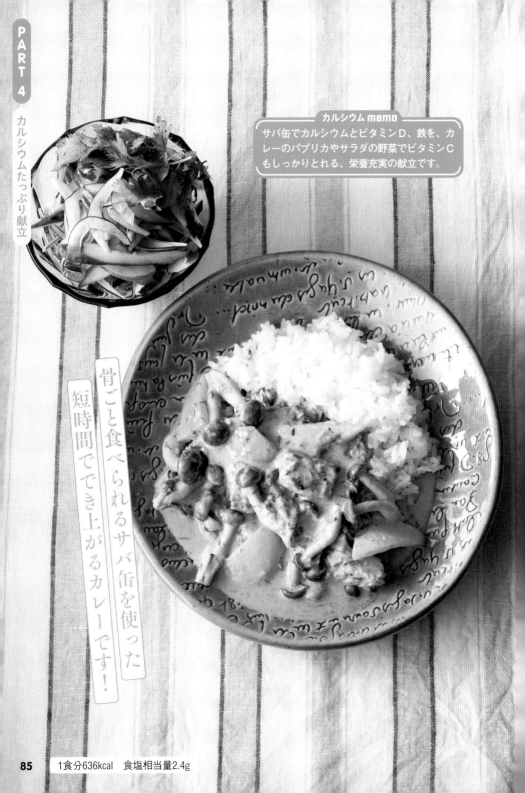

カルシウム memo
サバ缶でカルシウムとビタミンD、鉄を、カレーのパプリカやサラダの野菜でビタミンC もしっかりとれる、栄養充実の献立です。

骨ごと食べられるサバ缶を使った
短時間でき上がるカレーです！

1食分636kcal　食塩相当量2.4g

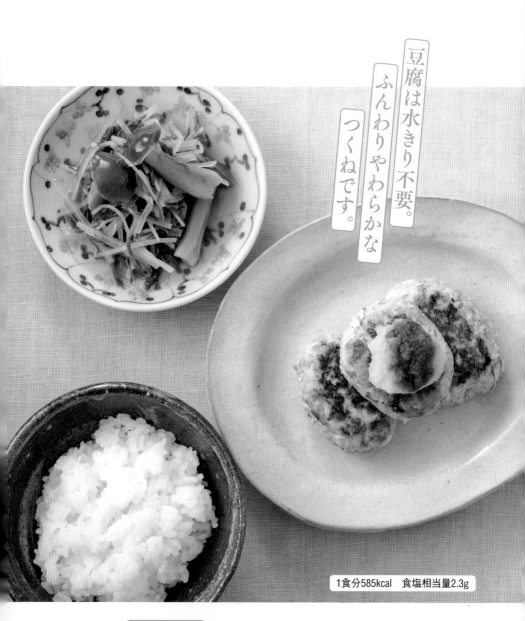

豆腐は水きり不要。
ふんわりやわらかな
つくねです。

1食分585kcal　食塩相当量2.3g

\\ ½日分のカルシウムがとれる！ //

豆腐つくねの献立

1/2日分

カルシウム
387mg

vitamin
K

豆腐つくねは、焼きたてのふわっとした食感を味わいたいので、
先に副菜の煮浸しから準備します。煮浸しの野菜は
アクの少ないものを。だしのきいた煮汁もいただきましょう。

(主菜) 豆腐つくね

カルシウム
112mg

材料／2人分

もめん豆腐	200g
α 鶏ひき肉	200g
葉ねぎの小口切り	15g
塩	少量
ごま油	小さじ1
おろし大根	80g
ポン酢しょうゆ(市販品)	小さじ2

1人分288kcal　食塩相当量1.0g

作り方

1 ボールに豆腐を入れてなめらかにな
るまで手でつぶし、α を加えて練り混
ぜる。

2 **1**を6等分にし、それぞれ小判形に
まとめる。

3 フライパンにごま油を中火で熱し、
2 を並べてふたをする。途中で裏返し
て両面をこんがりと焼く。

4 器に盛り、おろし大根をのせてポン
酢しょうゆをかける。

(副菜) 水菜としめじの煮浸し

1/3日分

カルシウム
271mg

vitamin
K

材料／2人分

水菜	250g
しめじ類	100g
α だし	2カップ
うす口しょうゆ・酒	各小さじ2

1人分45kcal　食塩相当量1.3g

作り方

1 水菜は根元を切り除き、3cm長さに
切る。しめじは石づきを除き、ほぐす。

2 なべにα を入れて中火にかけ、煮立
ったら**1**を加える。しんなりとなるまで
2分ほど煮て、煮汁とともに器に盛る。

(主食) ごはん　150g

＼ ½日分のカルシウムがとれる！ ／

サンマ缶の ワンプレート献立

1/2日分
カルシウム
423mg

vitamin **D** vitamin **K**

サンマのかば焼き缶を使った野菜いためを主菜兼副菜に。
小松菜にカテージチーズをまとわせた
クリーミーなあえ物を添えて。

主菜 サンマかば焼き缶の野菜いため

カルシウム **215mg** vitamin **D**

材料／2人分

サンマかば焼き缶	2缶(160g)
ピーマン	3個(90g)
ねぎ	½本(50g)
しめじ類	1パック(90g)
ごま油	小さじ2
こしょう	少量

1人分244kcal　食塩相当量1.2g

作り方

1 ピーマンはへたと種を除き、縦6等分程度に切る。ねぎは斜め薄切りにする。しめじは石づきを除いてほぐす。
2 フライパンにごま油を熱し、**1**のねぎとしめじをいため、しんなりとなったらサンマかば焼き缶とピーマンを加えていため合わせる。こしょうをふって味をととのえる。

副菜 小松菜とカテージチーズの 白あえ風

カルシウム **204mg** vitamin **K**

材料／2人分

小松菜	200g
カテージチーズ(裏ごしタイプ)	60g
ⓐ すり白ごま	大さじ1
うす口しょうゆ	小さじ1½
砂糖	小さじ1

1人分80kcal　食塩相当量1.2g

作り方

1 小松菜は塩少量を加えた湯でさっとゆでて水にとり、水けをしっかりと絞る。4〜5cm長さに切り、キッチンペーパーなどに軽く包んで水けをきる。
2 ボールにカテージチーズとⓐを混ぜ、**1**を加えてあえる。

主食 ごはん 150g

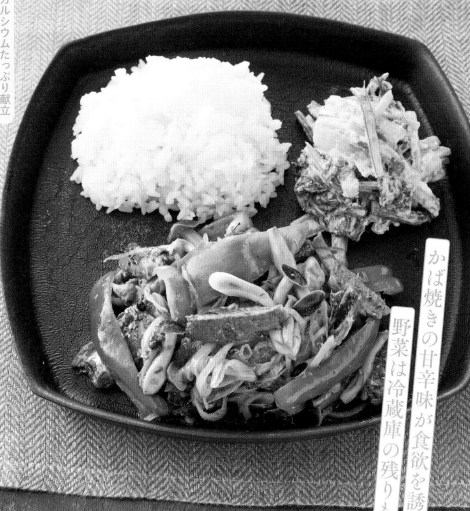

かば焼きの甘辛味が食欲を誘います！

野菜は冷蔵庫の残りものでOK。

カルシウム memo

サンマのかば焼き缶は骨ごと食べられるのでカルシウムがしっかりとれます。小松菜＋チーズのあえ物でさらにカルシウムをアップ。カテージチーズはくせがないので、豆腐の代わりにあえ衣として重宝。

1食分576kcal　食塩相当量2.4g

癒しの時間☆

「おやつだって、甘～くカルシウム!」

**ティータイムのスイーツが、
案外カルシウム源だったりもするものです。**

キウイフルーツとバナナのジェラート

カルシウム **174mg** ビタミンC **145mg**

材料／作りやすい分量

キウイフルーツ(ゴールド) …… 4個
バナナ ……………………… 1本(100g)
a 牛乳 ……………………… 1カップ
　生クリーム ……………… 1カップ
　練乳(加糖) ………………大さじ5

1/4量419kcal　食塩相当量0.2g

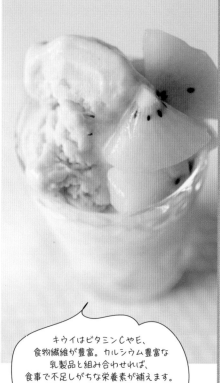

作り方

1 バナナは皮をむいてミキサーに入れ、aを加えてなめらかになるまで攪拌する。保存容器に流し入れ、冷凍庫に入れて3～4時間冷やしかためる。

2 キウイ2個は皮をむいて1㎝角に切り、1に加えてよく混ぜ合わせる。冷凍庫でさらに2～3時間冷やしかためる。

3 残りのキウイは皮をむき、いちょう切りにする。器にキウイを適量入れ、2を盛って残りのキウイをトッピングする。

キウイはビタミンCやE、
食物繊維が豊富。カルシウム豊富な
乳製品と組み合わせれば、
食事で不足しがちな栄養素が補えます。
キウイとバナナを組み合わせて、
さっぱりしていながらも
コクのある味わいに。

ミルクゼリー いちごのマリネのせ

カルシウム **207mg**

材料 2人分

牛乳	1½カップ
加糖練乳	大さじ4
粉ゼラチン	5g
水	大さじ2
いちごのマリネ(★)	全量

1人分241kcal 食塩相当量0.2g

作り方

1 ゼラチンは分量の水にふり入れてふやかす。

2 小なべに牛乳の半量と練乳を入れ、沸騰直前まで温める。火を消し、**1**を加え混ぜてとかす。

3 ボールに移し、残りの牛乳を加えて混ぜる※。器に流し入れ、冷蔵庫で3時間ほど冷やしかためる。

4 いちごのマリネをのせる。

※手早くさますために牛乳の半量は加熱せず加えているが、翌日に食べる場合は、作り方2で牛乳の全量を加熱する。翌日中に食べきること。

牛乳や生クリーム、チーズなどの乳製品には豊富なカルシウムが。フルーツには骨作りに欠かせないビタミンCも含まれています。牛乳と練乳だけで作るシンプルなミルクゼリーに、季節のフルーツのマリネをのせて。

★いちごのマリネ

いちご150gはへたを除き、縦4等分に切ってボールに入れる。砂糖大さじ1、レモン果汁小さじ½を加えてあえ、冷蔵庫で10分ほど冷やす。

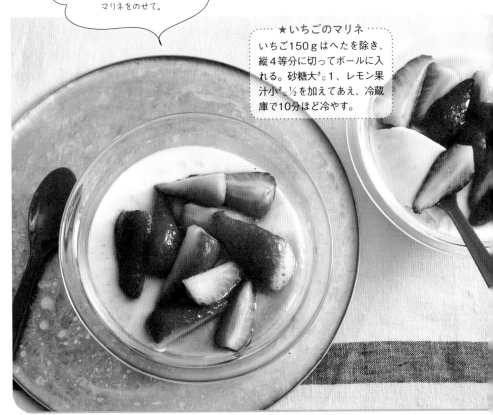

栄養成分値一覧

ページ	料理名	エネルギー kcal	たんぱく質 g	脂質 g	炭水化物 g	食物繊維総量 g	カルシウム mg	鉄 mg	ビタミンD µg	ビタミンK µg	ビタミンC mg	食塩相当量 g
PART1 1/2日分のカルシウムがとれるおかず												
16	菜の花のペペロンチーノスパゲティ	441	19.9	14.0	57.2	6.7	351	3.1	0.0	251	43	1.8
17	鶏肉と干ししいたけのミルクスパゲティ	638	34.6	21.1	74.5	4.3	393	2.4	1.6	87	12	1.2
18	サケ缶とほうれん草のキッシュ風	378	30.0	25.1	6.4	2.4	431	1.9	5.9	161	12	1.3
19	大豆とシーフードのグラタン	374	25.2	19.9	23.0	4.5	396	1.8	0.2	9	6	1.4
20	じゃが芋とチーズのグラチネ	323	9.3	24.1	16.3	1.1	344	0.5	0.2	7	29	1.2
21	厚揚げと小松菜、まいたけのチャンプルー	363	22.6	28.1	5.5	3.8	449	5.7	2.5	153	20	1.8
22	厚揚げピザ	241	16.1	17.8	3.4	0.7	396	2.7	0	27	0	0.5
23	厚揚げのサバなめたけ焼き	276	22.3	18.2	5.6	1.7	358	4.0	2.5	59	6	1.1
24	厚揚げと里芋のエスニックミルク煮	233	16.9	9.5	20.3	3.5	409	3.1	0	35	6	1.3
25	焼き豆腐と油揚げの夫婦炊き	304	20.5	18.6	11.5	1.3	346	3.7	0	41	0	1.5
26	小松菜のミルクスープ	229	9.5	13.8	16.8	2.4	333	1.6	0.4	112	26	1.8
27	大根と干しエビのおかずスープ	74	6.6	1.7	9.7	4.0	399	1.5	0.3	4	20	1.6
28	小アジとねぎの南蛮煮	157	19.3	5.1	8.1	1.8	815	1.5	5.1	5	5	1.8
29	焼きシシャモの南蛮漬け（漬け汁70%摂取）	260	23.0	8.4	21.8	2.9	366	2.0	0.6	9	18	2.3
30	サバ缶とほうれん草のトマトなべ	505	27.4	17.8	56.7	4.8	351	3.1	9.9	153	31	1.7
31	サバ缶とねぎのみそ煮（煮汁30%摂取）	355	35.5	17.5	12.3	2.8	457	3.1	17.6	8	14	1.9
32	サケの中骨缶のレモンおろしあえ	44	5.3	1.2	3.0	1.0	377	0.1	0.0	5	11	1.1
33	セロリときくらげのいため物	55	3.0	3.3	4.8	2.6	393	1.8	2.1	13	5	1.1
34	小松菜とちりめんじゃこの牛乳入りおやき	301	16.1	13.8	26.8	3.2	352	2.7	5.2	294	21	2.0
35	緑野菜のごまだれがけ	195	7.6	14.1	13.9	5.9	348	3.2	0	44	39	0.5

● 「日本食品標準成分表2015年版(七訂)」(文部科学省)に基づいて算出しました。
　同書に記載がない食品は、それに近い食品(代替品)の成分値を使用しました。
● 特に記載がない場合は1人分(1回分)あたりの成分値です。

ページ	料理名	エネルギー	たんぱく質	脂質	炭水化物	食物繊維総量	カルシウム	鉄	ビタミンD	ビタミンK	ビタミンC	食塩相当量
		kcal	g	g	g	g	mg	mg	μg	μg	mg	g
36	バナナにんじんミルク	231	8.1	8.0	34.1	1.6	238	0.3	0.6	8	19	0.2
36	ラッシー	166	8.4	9.2	12.1	0	281	0	0.6	4	2	0.3
36	ホットミントミルク	138	6.8	7.8	9.9	0	227	0	0.6	4	2	0.2
37	小松菜+セロリ+バナナ+牛乳のスムージー	160	5.3	4.2	27.9	2.3	228	2.0	0.3	130	39	0.1
37	牛乳ときな粉のごま風味ドリンク	246	9.9	12.4	25.5	3.8	299	1.6	0.5	18	23	0.2

PART2 素材別カルシウムおかず

ページ	料理名	エネルギー	たんぱく質	脂質	炭水化物	食物繊維総量	カルシウム	鉄	ビタミンD	ビタミンK	ビタミンC	食塩相当量
40	根菜グラタン	248	18.9	5.5	31.9	5.2	213	1.6	0.1	28	24	0.7
42	鶏手羽中のヨーグルト煮	271	18.9	14.7	13.2	1.7	174	1.1	0.3	43	95	0.8
43	マッシュルームのヨーグルトサラダ	114	7.1	6.6	9.1	2.1	148	0.6	0.3	11	3	0.4
44	干ししいたけと小松菜の白あえ風	131	10.2	7.4	9.0	4.1	191	1.8	0.6	115	8	1.0
45	カテージチーズとトマトの卵とじ	210	14.8	11.1	12.2	2.0	75	1.5	1.0	23	23	1.0
46	イワシ団子と青梗菜のあんかけ煮	288	20.9	14.5	16.9	2.0	162	3.1	32.0	44	14	1.8
48	メヒカリのから揚げ ごまだれがけ	212	22.8	10.2	6.7	2.0	241	1.9	1.0	59	24	1.3
49	サケ中骨缶のコリコリがんも	231	14.1	13.7	13.1	3.4	465	1.8	3.2	32	1	1.2
50	煮干しとかぶのガーリックソテー	104	7.7	4.8	7.5	2.3	289	2.5	1.8	53	34	0.7
51	かぶとじゃこの卵チャーハン	509	22.6	17.6	61.2	2.6	256	2.7	10.1	106	35	2.0
52	バージョンUP朝食	442	18.6	11.5	68.7	3.4	269	1.2	0.1	5	44	1.9
53	アボカドとサーモンのキッシュ風トースト	455	23.4	23.5	37.9	3.5	226	1.3	2.3	5	6	1.7
54	揚げ大豆ミートボール(吸油率1%で計算)	284	17.1	19.0	12.6	8.0	214	3.1	0	32	21	0.6
56	納豆サーディンパスタ	691	26.2	25.0	85.9	6.7	139	3.8	1.4	312	19	2.4
57	ほうれん草と絹ごし豆腐の冷たいポタージュ	100	8.8	4.8	5.7	2.3	124	0.9	0	186	10	1.2
58	厚揚げとアボカドのわさびじょうゆサラダ	161	8.6	11.6	6.9	2.7	167	2.1	0	18	13	0.8

PICK OUT

ページ	料理名	エネルギー kcal	たんぱく質 g	脂質 g	炭水化物 g	食物繊維総量 g	カルシウム mg	鉄 mg	ビタミンD μg	ビタミンK μg	ビタミンC mg	食塩相当量 g
59	キャベツと油揚げのごま酢あえ	135	7.0	9.3	8.0	3.3	204	1.8	0	98	46	0.7
60	マンゴー&モッツァレラチーズ	95	4.8	5.0	7.8	0.5	89	0.1	0.1	2	8	0.4
60	アボカド&ごまメープル	142	2.4	12.0	8.7	3.2	81	1.0	0	1	7	0
61	パプリカのミルクキッシュ	117	8.7	6.4	6.6	1.6	108	0.9	0.6	33	125	0.7
62	凍り豆腐のエビきのこあん	159	17.2	5.8	11.3	2.3	132	1.7	0.4	10	0	1.4
64	切り干し大根のイタリアンサラダ	103	5.0	4.4	11.7	3.4	108	0.7	0	15	10	0.8
65	こんぶのタラコ煮	53	5.8	1.0	10.0	5.9	148	1.4	0.3	14	1	1.3
66	青梗菜と干しエビの中国風煮浸し	23	2.2	0.2	4.0	1.8	293	2.0	0	126	36	0.7
67	トマトのごまあえ	103	3.0	7.0	9.1	2.7	120	1.2	0	7	23	0.8
67	ピリ辛ごま酢だれ（1/2量）	70	1.9	5.3	3.8	1.2	75	0.8	0	1	0	1.4
67	ごまチーズクリーム（1/2量）	91	4.4	6.6	3.9	0.8	102	0.8	0	2	0	0.8
67	ごまみそだれ（1/2量）	62	2.4	3.8	4.7	1.2	81	1.0	0	2	0	1.1
68	小松菜とシラスのペペロンチーノ	76	6.0	4.6	3.0	2.6	171	2.3	9.2	160	30	1.1
69	青梗菜のマヨぽん	57	1.8	4.6	2.1	1.4	116	0.6	0	92	11	0.4
70	とろとろモロヘイヤ豆腐	96	9.1	4.7	5.4	3.0	215	1.4	0.0	351	9	0.9
71	水菜のお好み焼き	672	23.6	36.5	57.3	5.1	257	3.9	0.9	138	60	1.5
72	油揚げと煮干しのみそ汁	178	14.6	11.7	2.2	0.6	194	2.7	1.9	18	0	1.5

PART3 カルシウムたっぷり常備菜

ページ	料理名	エネルギー kcal	たんぱく質 g	脂質 g	炭水化物 g	食物繊維総量 g	カルシウム mg	鉄 mg	ビタミンD μg	ビタミンK μg	ビタミンC mg	食塩相当量 g
74	おからひじき煮（1/4量）	78	2.9	4.2	9.2	5.4	65	0.7	0	24	0	1.1
74	おからひじき煮とシラスの混ぜごはん	214	8.2	4.7	35.6	7.0	100	1.0	6.9	24	0	1.7
75	きのこのさっと煮浸し（50g）	12	2.0	0.2	2.2	1.6	153	0.5	0.6	0	0	0.3
75	きのこの炊き込みごはん	283	7.0	0.9	60.7	2.2	182	1.2	0.7	0	0	0.9
76	パセリと松の実のジェノベーゼ風ソース（大さじ1）	65	1.4	6.2	0.9	0.5	43	0.9	0	52	7	0.4
76	オムレツのパセリソースがけ	281	9.5	25.3	2.5	0.8	111	1.9	1.1	87	11	1.0

PICK OUT

PICK OUT

ページ	料理名	エネルギー	たんぱく質	脂質	炭水化物	食物繊維総量	カルシウム	鉄	ビタミンD	ビタミンK	ビタミンC	食塩相当量
		kcal	g	g	g	g	mg	mg	μg	μg	mg	g
77	サケ中骨缶のリエット風（1/4量）	105	10.7	5.4	2.6	0.2	119	0.3	3.6	4	3	0.4
78	切り干し大根と油揚げ、干ししいたけのソースいため	88	3.4	4.8	9.5	3.2	69	1.0	0.3	10	28	0.7
79	きくらげと豚肉のごまいため	80	3.6	5.5	6.2	3.0	30	2.0	4.3	1	0	0.7
80	サバサンド（1組分）	522	22.3	23.6	53.3	4.4	82	2.5	7.8	22	10	3.0

PART4 カルシウムたっぷり献立

82	**エビチリの献立**	489	29.3	4.6	79.6	6.7	583	3.8	0	45	81	3.0
82	レンジエビチリ	162	20.7	2.6	11.6	0.7	77	1.7	0	5	4	2.0
82	糸こんにゃくの中国風サラダ	38	1.1	1.1	7.5	3.5	65	0.7	0	23	9	0.6
82	ピーマンと干しエビのスープ	38	3.7	0.4	4.8	2.1	436	1.3	0	18	69	0.5
82	ごはん　150g	252	3.8	0.5	55.7	0.5	5	0.2	0	0	0	0
84	**サバ缶カレーの献立**	636	29.4	23.5	78.7	6.6	318	4.0	10.8	39	172	2.4
84	サバ缶ココナツミルクカレー	592	27.5	23.4	68.8	4.6	277	3.3	10.8	5	151	1.6
84	きゅうりと紫玉ねぎのサラダ	44	1.9	0.2	10.0	2.0	41	0.7	0	34	22	0.8
86	**豆腐つくねの献立**	585	33.4	19.1	69.5	7.2	387	4.9	0.4	198	79	2.3
86	豆腐つくね	288	24.6	18.3	4.1	1.1	112	1.9	0.1	48	10	1.0
86	水菜としめじの煮浸し	45	5.1	0.4	9.7	5.6	271	2.9	0.3	150	69	1.3
86	ごはん　150g	252	3.8	0.5	55.7	0.5	5	0.2	0	0	0	0
88	**サンマ缶のワンプレート献立**	576	26.0	19.0	76.1	6.5	423	5.3	9.9	294	56	2.4
88	サンマかば焼き缶の野菜いため	244	15.9	14.8	14.6	3.3	215	2.8	9.9	11	38	1.2
88	小松菜とカテージチーズの白あえ風	80	6.6	3.9	5.9	2.7	204	2.4	0	283	18	1.2
88	ごはん　150g	252	3.8	0.5	55.7	0.5	5	0.2	0	0	0	0
90	キウイフルーツとバナナのジェラート（1/4量）	419	6.1	26.9	39.3	1.7	174	0.4	0.4	5	145	0.2
91	ミルクゼリー　いちごマリネのせ	241	8.6	6.6	37.8	1.0	207	0.3	0.3	2	46	0.2

PICKOUT

1/2日分がとれる！ カルシウムおかず

監修　女子栄養大学栄養クリニック

料理（五十音順）

荒木典子　市瀬悦子　今泉マユ子　岩﨑啓子　牛尾理恵　うすいはなこ
大島菊枝　検見﨑聡美　小平泰子　小山浩子　近藤幸子　重信初江
関岡弘美　竹内冨貴子　豊口裕子　野口真紀　林幸子　藤井恵　ほりえさわこ
牧野直子　松尾みゆき　みないきぬこ　ワタナベマキ　wato

写真（五十音順）

青山紀子　有賀傑　今清水隆宏　岡本真直　尾田学　柿崎真子　キッチンミノル
久間昌史　佐々木美果　澤木央子　菅原史子　鈴木雅也　竹内章雄　田中宏幸
寺岡みゆき　南雲保夫　野口健志　馬場敬子　福尾美雪　松島均　山本明義

協力（p38）／ネスレ日本

構成・編集	● 高木真佐子		
イラスト	● タラジロウ	デザイン	● ohmae-d
栄養価計算	● 戌亥梨恵	校閲	● くすのき舎

・本書は、月刊誌『栄養と料理』に掲載した料理を編集したものです。

2021年 5月30日 初版第1刷発行
発行者　　香川明夫
発行所　　女子栄養大学出版部
　　　　　〒170-8481
　　　　　東京都豊島区駒込3-24-3
　　　　　電話 03-3918-5411（販売）
　　　　　　　　03-3918-5301（編集）
　　　　　URL　https://www.eiyo21.com

振替　　　00160-3-84647
印刷・製本　シナノ印刷株式会社

ISBN 978-4-7895-4837-3